花
千
樹

緊急召喚

救護常識不常識

2

救護車上的
柯南．道爾 著

目錄

第三章

救護的心事

第四章

疫情下的疑惑與挑戰

代序

　　説到柯南・道爾，大家都會聯想到那個傳説中的天才偵探——福爾摩斯與罪犯們鬥智鬥力的精彩故事。

　　那麼，當福爾摩斯的靈魂降落在澳洲維多利亞的其中一輛救護車上時，又會為我們帶來怎樣的故事？

　　説到救護車和救護員，大部分人都會反射性地覺得只是有儀器的高級免費 uber 和 uber 司機，認為他們的功能就是將患者盡早送院交由急症室醫生和其他醫護人員處理。

　　救護車上的柯南・道爾在本書中為我們帶來救護員的另一面。事實上，救護員也是醫護體系中的重要成員之一，絕非只是運送病人到醫院的司機。

　　書中收錄了不少救護員日常中會遇到的急症，從急性心臟病到急性痛症，例如骨折、腸胃不適等。面對這些涉及不同器官和生理原理的疾病，救護員在院前可以做的治療遠比我們想像中的多。

　　書中故事以簡易淺白的語言和第一身角度帶領大家感受救護車上的日常，緊湊的節奏和精彩的內容令人欲罷不能，看完一頁又一頁，不知不覺便看畢全書。

　　書中內容便不在此劇透了，不同的讀者或醫護人員大概會對故事有不同的看法，但我想大家看完定必也會跟我有相同的想法。

這就是：

無論你是醫療體系中的哪一個角色，切忌妄自菲薄。職場中我們不難發現很多時候都有同業會説：

「我們只是救護員。」

「我們只是護士。」

「我們只是物理治療師。」

「我們只是職業治療師。」

「我們只是言語治療師。」

「我們只是營養師。」

「我們只是……」

在浩瀚的醫療體系中，每位醫護人員都有其獨一無二的角色。

我們從來都不應該是「只是」……

Dr 文科生

代序

　　我在澳洲學習緊急救護時的導師們曾經說過：「世界上的 EMS 系統沒有哪一個是最好的，大家只是發展不同而已。當某一個系統發展比較慢，其實也可以透過交流學習，避免經歷其他系統曾經走過的冤枉路。」

　　到澳洲留學前，我已在台灣消防隊擔任救護志工多年，因此，初抵澳洲時，我對澳洲 EMS 抱持非常多的嚮往與憧憬。在澳洲蒙納許大學的三年，可以說是打通任督二脈的關鍵。初學之時，原本在台灣所學的標準流程與技術形成體內一道內力，與澳洲的教育方式和指引（guideline）所形成的新內力互相衝擊，再加上英文不夠道地，在澳洲初期這救護的基本功夫打出來顯得跌跌撞撞。後來，在系主任與課程講師（MICA paramedic）的引導下，開始學習將兩股內力融合，突然間豁然開朗的不只是因為技術的進步，而是知識、學理、臨床推論（clinical reasoning）能力的突飛猛進。舉個簡單的例子來說，以前開車習慣走單行道，所需要的駕駛技巧有限，現在要你開上高速公路時，你可能就需要活用你所學到的駕駛技巧與觀念，才能快速的、安全的駕車，並抵達目的地。

　　執行緊急救護是綜合能力的展現，身為一名救護員，你有責任將你畢生所學應用在救治面前的病人上，包括規律的整備器材，保持自己的身心健康，安全的駕車技術，現場的安全管理，快速的評估與處置病人，專業地與病人、家屬、同事、醫護溝通，還有根據經驗學識所做出的臨床推論。澳洲救護人員在專業訓練的過程中，已經將上述的能力包含在其中，但我相信這不是由澳洲的本地文化

所促成，而是基於一個以病人為中心的 EMS 人員自然而有的素養。

　　Quinch 師兄是我在蒙納許大學及緊急救護領域的學長，也是多年的好友。很榮幸可以獲師兄的邀約為他第二本大作寫序。本書的主題延續了前一本大作的重要概念：利用實際的案件引導出重要的臨床實務觀念。Quinch 師兄將他在香港與澳洲的實務經驗轉化成一則則故事，看似一個個經驗分享，文字間卻隱含師兄多年的實務經驗和知識應用與推論。建議讀者閱讀後，擺脫現有框架的束縛，你會發現這一則則故事、一宗宗案例，其中都有值得反思的關鍵。澳洲緊急救護發展已有百年之久，我們所在的亞洲緊急救護發展僅數十載，雖然發展方向不同，但書中所傳達的觀念，在細細品味之後，可能會成為你救護旅途上打通任督二脈的關鍵。

社團法人台灣醫療救護學會 秘書長
張育通

自序

　　去年此時，我正為撰寫《緊急召喚》的序言而糾結。之後數個月，墨爾本的 COVID-19 疫情便失控了。隨著每天的確診人數持續上升（曾高達每天超過七百人），墨爾本之後更封城長達數個月之久。當時仍半職在大學授課的我決定全職回歸前線，為所居住的城市略盡綿力。

　　這場疫症除了改變全球大部分人的生活，也改變了醫療體系的模式。很多既有的醫療程序因為「忽然」發現存在病毒傳播風險而紛紛修改，也有很多家庭醫生為了減低傳染風險而改為只透過電話診斷（tele-medicine）。然而，救護是最前線的工作，雖然我們有時也會透過電話轉介非緊急的求助個案，但大部分的求助仍是要救護員親身到場為患者提供面對面的服務。如何調節合適的治療，在救護員、社區和患者自身的安全之間作平衡，是我們去年遇到的最大問題。因此，COVID-19 疫情下的救護轉變也成為了《緊急召喚 2》的其中一個重要部分。

　　跟前作相比，前作大部分文章是曾經在個人網誌發表過的舊文章，如果讀者曾追蹤過該網誌，或許會覺得《緊急召喚》的內容似曾相識，不過內容上有大幅增潤和修改，也補充了故事的前後發展，令文章內容更加飽滿。是次《緊急召喚 2》的內容題材會更新鮮。除了是因為涉及 COVID-19 疫情下的救護見聞外，大部分的文章更是未曾在日誌刊登。當中的救護知識和教育性內容沒有比前作少，個案也是我曾處理過的。期望能給予大家新鮮感之餘，也能提升大眾對救護行業的認識和興趣。

心電圖知識向來是很多醫護同業感興趣的範疇，不過前作鮮有提及，有些讀者可能會因此失望。今次此書會填補這個缺口，補充這方面的內容，成為其中一個重點部分。這是一個很難單靠三言兩語說清的話題，本書會嘗試透過我在大學授教心電圖判讀的經驗，配以真實個案作解說。希望以有趣和具體的方式，講解最常見的心律不整情況和它們對身體的影響。

除了上述內容，本書中也會略為解答一般市民大眾對救護行業抱有的疑問，例如：女性是否適合做救護員、如何成為澳洲救護員、何時需要召喚救護服務、召喚救護服務後的下一步應是如何……

希望此書能為所有對救護行業感興趣的讀者解答心中疑問，並能從閱讀中獲得樂趣。

救護車上的

柯南 • 道爾

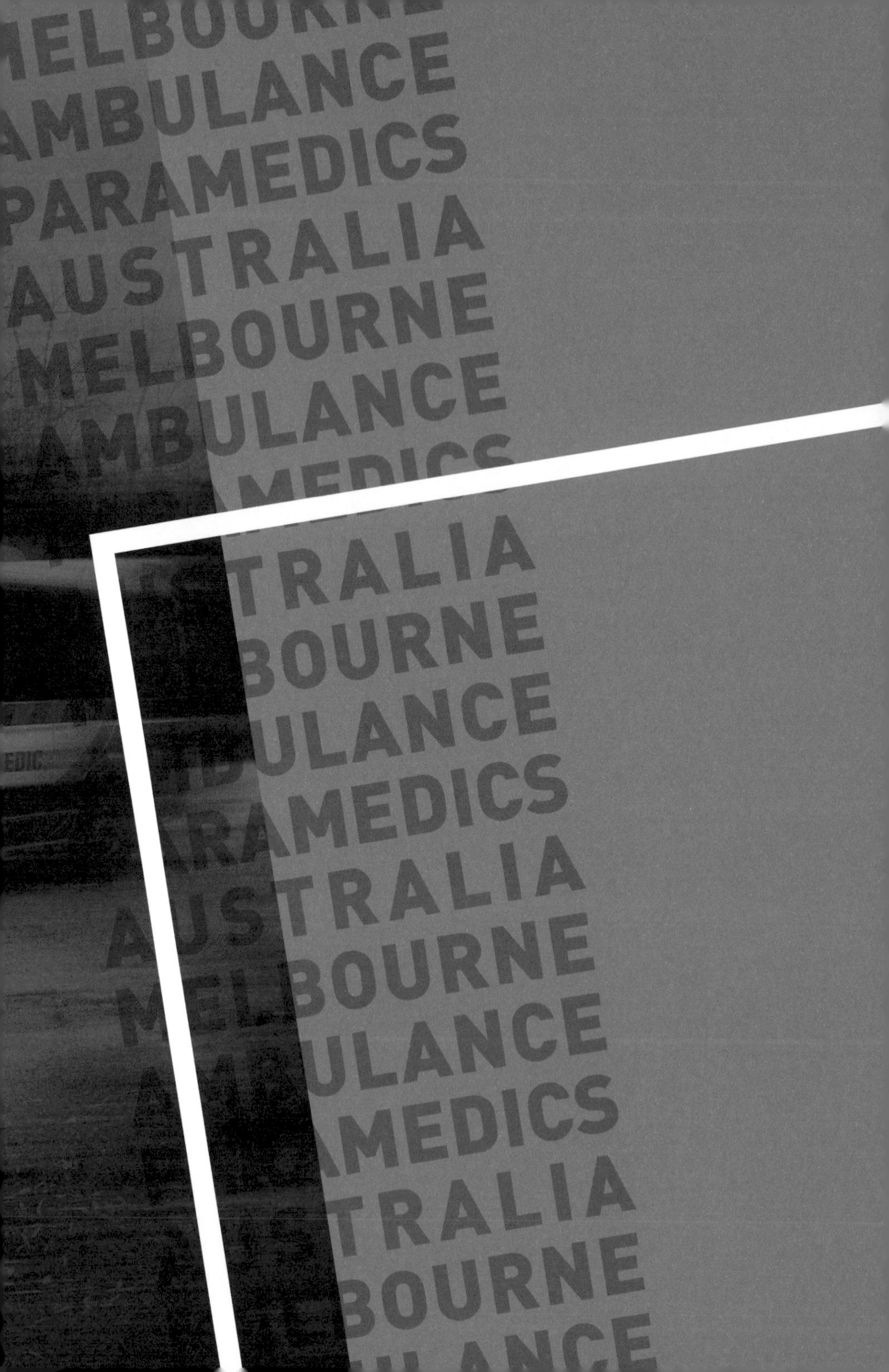
AMBULANCE
PARAMEDICS
AUSTRALIA
MELBOURNE
AMBULANCE

第一章

救護常識不常識

清醒的酒醉人士

人口老化是全球已發展國家所面對的共同難題。社會福利供不應求，醫療需求與日俱增，急症醫療的情況更是嚴重。由於資源不可能無止境地增加，減低需求可能是較實際的處理方法。當然，拒絕治療有緊急醫療需要的市民是不可能的，減少濫用或許是一條出路。要教導市民避免濫用，必先要定義何謂濫用。然而，定義濫用從來是一個具很大爭議性的議題。

「緊急」的酒醉青年

某日晚上，我被派往處理一個於街上酒醉的十八歲青年。報案者正是「患者」本人，他説自己因為酒醉而神智不清和步伐飄浮，未能自行回家。他希望救護車能送他回家，或是接載他前往醫院休息。於澳洲維多利亞的救護服務，每個救護求助也會在電話中接受分流評級，判定危急級別[1]。電腦系統普遍會把這類個案界定為非緊急求助，然後把個案分流至控制中心內的轉介服務（referral service）跟進。轉介服務中的註冊護士或註冊救護員會在電話通話中問及更多資訊，再決定最合適的處理方法。一般而言，部門不

---

1. 澳洲維多利亞的緊急救護服務會依據求助人提供的資訊把個案作分流評級，主要分為四個級別：0 至 3 級，0 為最優先。詳細可見前作《緊急召喚──我在澳洲的救護日誌》。

會派救護車前往上述類型的個案。

也許因為報稱神智不清的「患者」身處公眾地方，也許因為他說自己呼吸困難，也許因為他說自己步履不穩而且曾跌倒（有腦部創傷的可能），這個案因而沒有如常地被電腦分流往轉介服務跟進，反而建議即時以緊急級別調派救護車前往現場。雖然救護員可以要求控制中心透過人手方式重新檢視這個案，但當時我跟現場的距離不足兩公里，只怕當我駛達現場，控制中心的主管仍未完成覆檢這個案的求助內容紀錄，所以最後不浪費時間提出這個請求了。

雖然現場所見，求助人明顯是一派胡言，我們還是要認真為他檢查。說實在的，神智不清的人又怎會清晰地致電救護車求助，並說出自己神智不清和容易跌倒，甚至要求救護車送他回家或到醫院檢查？十數分鐘的全面檢查後，我清晰而堅決地拒絕送他往醫院的要求。雖然送他到醫院是最簡單的處理方法，更可避免投訴，但把這類個案送往醫院急症室，只會讓週末晚上緊絀的急症醫療資源更加緊絀。他自知陰謀未能得逞，態度便轉為禮貌地要求我們送他回家。

「不好意思，這不是急症醫療的服務範圍。此外，送你回家的十數分鐘時間內，會令社區少了一輛救護車資源。」我同樣禮貌地回應。雖然送他回家是簡單快捷的處理方法，但同時會鼓勵他日後繼續這種不恰當的行為。我知道很多同事也會選擇把他送回家便算，但我做不來。

青年開始以粗言穢語責罵我，我不發一言地讓他罵了數分鐘，等待他倦了才回應：「剛才我的同伴已要求警察前來支援，在公眾

地方酒醉和行為不檢已經觸犯了法例[2]。警察有權把神智不清但情況穩定的醉酒人士帶回警署內拘留及觀察,直至你酒醒並能安全自行回家,才讓你離開。不過當你可以回家的時候,除了你現時身上的衣服和財物,他們也會給你一張罰款高昂的告票。視乎情況,甚至可能需要監禁。相反,如果你只需要某某把你接送回家,除了家人朋友,也可以選擇的士或 uber 等方式,這樣除了費用遠較罰款便宜,也無需佔用緊急服務資源。」

　　說時遲,那時快,增援的警察剛好到場。這個酒醉的「患者」態度即時轉變,禮貌地向警務人員說自己住在現場附近,正打算步行回家。可是警察沒有讓他即時離開,反而上前記錄他的個人資料。我沒有打算把事情鬧大,只是簡單向警員交代情況,並說「患者」神智清醒能夠自行回家。我也說出他的步履略為不穩,家人接送或以的士回家會較為安全。最後,在警察的強烈要求下,他只好致電叫醒家中熟睡的父母前來接載回家。

　　他的父母在數分鐘後到達現場,明顯因為兒子酒醉的荒誕行徑和驚動警察的行為而心情不佳,而且夜半被忽然吵醒後的心情當然也沒可能會好。青年的父母向我們了解情況後,便慚愧又憤怒地看著青年。我沒有落井下石,只是輕輕說一句:「我們也年輕過,也會犯錯,幼稚的孩子總會成長。他沒有酒精中毒的症狀,考慮到他今晚喝酒的分量和時間,我認為回家休息是最合適的選擇。你們今晚要對他稍加觀察,盡可能讓他側臥睡覺,因為酒醉的人有可能會因嘔吐而導致氣道阻塞,側臥可以使嘔吐物自然流出口部。如果他

---

2. 澳洲維多利亞州在 2020 年進行了一次關於酒醉問題的大規模諮詢,結論把「公眾地方酒醉」從刑事法剔除。細節仍有待落實確認,但法例於本文執筆之時仍未修改。

有任何新的症狀，或是你們有什麼新的擔憂，請你們重新致電救護服務或直接把他送往急症室做檢查和求診。」

身為專業的醫護人員，我需要盡自己的專業責任。除了上述所說，我也建議青年的父母要多為青年補充水分，減輕翌日的酒後頭痛不適。很多時酒醉後的嚴重頭痛是因為脫水引起，畢竟酒精有利尿的特性，而且飲酒耍樂的人普遍不會喝到足夠水分，這也解釋了為何急症醫生經常為酒醉患者給予生理鹽水的輸液治療。

話說回來，大家認為上述的個案算是濫用嗎？

「緊急」的定義人人不同

在急症醫療中，分流是指透過客觀準則把傷病者的危急程度分級，然後適當合理地分配醫療資源的一個規程。雖然以分流等級評定患者是否濫用有一定的代表性，但一般大眾沒有醫療知識，要他們自行評估自己病況的嚴重程度是比較不切實際的。而且，有些時候，很多非急症的醫護人員也無法準確判定傷病者的危急性。不相信？且讓我們做一個簡單的小問答。以下三個個案中，哪個屬於「緊急類別」？

一、安老院的註冊護士為輕微不適的長者召喚救護車，並要求救護車以緊急類別前往現場。

二、私家診所的職員為嘔吐不適的年輕患者召喚救護車，同樣要求救護車以緊急類別前往現場。

　　三、居於護老院的腦退化症（dementia）長者在晚上大吵大嚷，騷擾其他院友。當值護士因為「人手不足」，召喚救護車緊急前往現場把長者送往急症室。

　　答案是以上皆非。而諷刺的是，以上三個都是我曾經處理過的情況。

　　沒有醫療背景的讀者可能不明白，讓我舉一些同樣被視為「緊急」的例子：中風、心肌梗塞、嚴重過敏，以及交通意外後嚴重出血等，這樣相比起來，上述這些醫護人員所說的「緊急」是否真的緊急？

　　醫護人員以錯誤級別召喚救護車和使用急症服務的情況在現實中並不罕見，甚至每星期也會接觸到。從事急症或重症醫療的醫護人員每天也有機會接觸命危病人，因此對嚴重的定義會拿捏得更準確，門檻也看似較高。相反，非急症或重症資歷的醫護人員可能整年也不會接觸到上述的病情嚴重的病人，所以很容易便給予次緊急的傷病者過高的分流等級。這並不是說這群醫護人員不夠專業，他們精通自己從事的專科，只是急症和重症並非他們的專業範疇。既然醫護人員也未必能正確分辨病況是否緊急，又怎能期望沒有專業醫療知識的普羅大眾能夠做出合適決定？因此，要分辨是否濫用只有一個簡單準則：

　　如求診人士的病況是一般門診或家庭醫生能夠處理的健康問題，那就不應佔用急症資源！

「必須」使用急症醫療服務嗎？

急症服務的定位是為社會提供急症醫療服務。換句話説，非急症個案不應使用急症服務。以本文初段提及的酒醉青年作例子，他真心認為自己需要急症服務嗎？不！他只是想找個地方舒適地休息，或有個某某把他送回家中休息。記得我曾處理過一個孩子因為害怕游泳而不停哭泣的個案。孩子沒有任何傷病，但其父母親召喚救護車到場並期望救護員能代他們安撫孩子。這根本是孩子管教的事情，為何又跟急症醫療扯上關係呢？

也許會有讀者問，有人會明知自己是非急症情況仍刻意濫用急症服務嗎？我能肯定地回答：「每天也有！」以下是曾經從求助者口中聽過「必須」使用急症醫療服務的原因：

一、診所醫生太忙，要輪候到晚上才能給我診症。

二、本身的家庭醫生放假，不想看診所內的其他醫生。

三、夜間找不了門診醫生，但急需於午夜前獲取「醫生紙」。

四、私家診所的門診醫生收費太貴。

五、公營門診的醫療服務有每天名額限制。

以上每個急症室求診原因也跟病況無關，他們清楚知道所患的並非急症。我明白貧窮是一個實際問題，需要社會和政府聯手解決。可是因為貧窮和省錢而濫用急症室，無論如何也説不上是

正確。可惜貧困問題並非一朝一夕能夠解決，只能暫時視為「死症」。不過，就算只能減少其他非貧困引起的濫用，已經能夠為資源嚴重不足的急症醫療體系減輕一定的非必要負荷。

每次從新聞中看到急症室的輪候時間可高達十數小時的報道，我也不禁猜想當中有幾多個是真切的急症患者，當中有多少個會因為長時間輪候而惡化或需要入院治療？相反，如果他們經得起長時間的等候也不會令病情惡化，他們本身所患的病又有多危急？事實上，往往等候時間最長的急症求診者大部分也會在簡單檢查後迅速離開，跟一般門診檢查沒有太大分別。當然，或會有讀者因為曾經在報章見過次緊急患者因等候而病況惡化的報道而有所質疑，但實際上這類個案的比例又有多少？

急症醫療的原意是在合適的時間內，給予合適的病人合適的治療（並非對所有人也給予最快速的治療）！如果能剔除非緊急患者錯誤佔用有限的資源，絕對有助重症患者更快得到照顧，也能透過減低等候時間以減低次緊急患者病況惡化的可能。

召喚救護服務的操守

對急症醫療的定位有初步概念後，接下來討論的就是什麼時候需要召喚救護車。

話說某日，我在街上聽到以下的對話……

路人甲：「我需要購買救護車的醫療保險，或成為救護服務的會員嗎[1]？」

路人乙：「當然需要！我的母親單單在今年已使用超過十次的救護車服務。」

路人甲：「伯母的身體還好吧？」

---

1. 澳洲維多利亞的救護服務並非免費。除了安全網下的大眾（低收入人士、長期病患者、長者等），使用救護服務是需要付費的。

於 2020 年，乘坐救護車送院的費用大約需要澳幣 $1,400，需要直升機送院的費用更高達數千澳元。為免意外時需要付高昂的救護費用，市民可選擇透過私人醫療保險賠償支付救護服務的費用。

除此之外，市民也可以選擇跟維多利亞救護服務直接登記較便宜的救護服務會員資格來支付救護服務的費用。執筆之時，維多利亞救護服務的家庭會員資格（包含父母和所有同住的十八歲以下孩子），每個家庭只需每年澳幣約 $96.7。

路人乙：「沒什麼大不了，只是她經常肚痛。她認為家庭醫生處方的藥物效用不足，每次肚痛也不願服用。她認為只有醫院的藥物才有效，加上她總是夜半肚痛，所以每次都會召喚救護車前往醫院。醫院急症室處方的藥物的確能有效抑止她的痛楚，我們便讓她繼續前往醫院。」

路人甲：「但急症醫生的診斷是什麼，不能根治嗎？」

路人乙：「試過多次驗血、超聲波檢查、腹部掃描、心電圖檢查，還有什麼什麼的，最後診斷為腸抽筋。據說沒什麼嚴重問題，只會偶爾不適而已。」

路人甲：「腸抽筋不是一般的家庭醫生都能處理嗎？要求家庭醫生處方針對的藥物便可以了，為何需要前往醫院？而且也不一定需要使用救護車吧？」

路人乙：「母親的思想很頑固，就是不相信家庭醫生，認為只有醫院才可靠。由於我每天也要上班，總不可能經常夜半時分送母親到醫院和陪她等候吧！而且救護員送她到醫院時會給予止痛藥物，到達後又可在救護輪床上等候床位，無需在外面的等候區輪候。除了更快捷舒適，救護員也會陪伴她的身旁直至有急症床位為止。既然付費買了保險，當然要用盡所有服務！」

我不知道接下來的對話如何，咬住舌頭便匆匆離開，否則怕自己會忍不住對這個自私的路人乙破口大罵。根據以上的對話，各位認為這個案是濫用急症醫療嗎？

開始之前，先糾正大眾幾個重要的錯誤：

一、哪管患者是否救護服務的會員，或有沒有救護服務的醫療保險，他們的傷病緊急狀況也不會因此而更加「緊急」，彼此是沒有任何關係的！這些「會員」身份和保險服務並非航空公司或大商戶的積分計劃，救護常客不會得到禮遇，也不會有鑽石級的特權。因此，濫用的人，依然是濫用！為了用盡保險而濫用緊急救護服務的人，分分鐘令真正需要急救的患者因為延醫而惡化甚至喪命，這是非常自私的行為！

二、被救護車送院的患者不會較快得到急症室的醫療服務，患者同樣需要因應其病況接受分流評級。這概念非常重要！由於急症室服務求過於供，輪候時間長，因而經常有市民召喚救護車前往醫院急症室，以為可藉此減少等候時間。

三、很多人也把急症室和救護服務畫上了等號，大家要知道救護車並不一定把全部患者送往急症室治理。哪管是輕微的手指受傷或常見的足踝扭傷，甚至是年輕患者的輕微腸胃炎，有些傷病者只要一想前往急症室求醫，第一時間便會召喚救護車。姑勿論這些個案是否屬於急症，救護車上的救護服務能夠給他們什麼針對治療？這群患者需要的是專業又緊急的救護醫療服務，還是簡單的交通運輸工具？以的士、私家車，還是救護車把他們送院會有什麼大分別嗎？答案不言而喻。

我不會說這群傷病者佔救護服務使用者的大多數，但相信每個救護從業員一定接觸過他們。他們登上救護車後，除了會立即催促救護司機駕駛外，也會質疑甚至拒絕救護員所做的檢查和治療。

「善意」的濫用

除了以上各種刻意的濫用，還有好一堆「善意」的濫用。我加上引號強調是因為有時候我也分不清楚這些行為應否被稱作善意。很空泛嗎？我近日於社交媒體中見到這樣的例子：

某市民從家中的窗戶看到街上一個長者絆倒，其後未能自行站起。出於擔心，這市民立即致電救護車要求到場協助。他繼續從窗戶觀察，完全沒有親身到街上簡單協助的想法。幸而，未幾便有一個途人扶起了長者並一起離開。這名市民觀看完熱心途人的行為，便繼續在家中的工作。一段時間後，他接到救護員因未能定位傷者位置的查詢來電。他才告知對方長者已經離開，然後禮貌地感謝救護員對社會無私的服務，接著繼續自我感覺良好地在網上分享自己所做的「好人好事」。

看罷，我感到很糾結。糾結的不是覺得這名市民不應召喚救護車，而是納悶為何他當時不直接施以援手？現今社會很多人以為致電救護、警察、消防、愛護動物協會等，便是盡了公民義務。說實在的，這只是把問題轉嫁予他人而已。願意花數分鐘致電救護熱線，為何不花同樣的數分鐘走到街上把長者扶起？從召喚救護車直至救護車到場需時約十數分鐘，看著長者期間在地上掙扎嘗試坐起來，真的較親自上前扶起他更人道嗎？如果倒地的是一名受藥物或酒精影響的人，又或事發地點在人煙稀少的暗角，我絕對明白一般市民會因為擔心安全而不願意上前協助。但這可是人來人往的大街啊！

我曾經在網上看過某強國地區的影片，當地市民看著小孩被車輾過也不會施以援手或代為召喚救護車。上述例子中的市民願意召喚救護車其實已經做得很好，我們不應作出過多要求，是嗎？當然不是！明知傷者已經離開現場，怎麼不在救護員到場前主動聯絡救護控制中心取消求助？這除了省卻救護員前往現場的數分鐘時間，也省卻了他們在現場尋找傷病者額外所花的十數分鐘。這簡單的小舉動除了是公民責任，也能避免救護資源被無謂地額外佔用。

　　類似情況在現實中經常發生。曾經處理過一個這樣的個案：年約四十歲的男士下午時於公園內躺睡，某途人以為男士受酒精或藥物影響，因而召喚救護車到場。因為求助人不願意上前檢查，控制中心未知該男士是否清醒，也不知他有否呼吸。最後，由於該區沒有任何救護車資源可供調派，因此控制中心以次緊急級別跨區地派我往現場。大約半小時的車程後，終於到達現場公園位置，再另外花約三十分鐘在大約一公里範圍的公園內遊走，還是找不著該名患者。期間控制中心曾回電報案人確認位置，但該報案人早於報案後離開現場。究竟患者有沒有醒來，是否已經離開，全部不知道。最後我只能以「未能定位患者」取消該次救護召喚，未計救護車駛回本身屬區所浪費的時間，一小時的救護車資源便這樣被白白浪費。

　　試想想如區內剛好這段時間內有一名急需救護服務的重症患者，真正急需的救護資源便會被錯配，重症患者的傷病狀況更可能因延誤而起惡果。我明白報案人對自身安全會有考慮，但走到對方附近問句「你好嗎？有什麼身體不適或需要代為召喚救護車嗎？」真的這樣危險嗎？昏昏欲睡的酒醉或受藥物影響患者，一般反應緩慢或步履不穩。就算對方發難，你也會有足夠時間逃離現場。如果真的非常擔心自身安全但又非常擔心對方健康，那麼至少也請站在

遠方觀察並等候救護車到來。如果對方醒來或情況改變,請立即致電救護控制中心更新資訊便可。有些人致電救護車熱線後便自我感覺良好,覺得自己盡了偉大的社會責任,事實真的如此嗎?

減少濫用的目的並不是要剝奪市民獲取緊急醫療的權利,相反是為了令有需要的市民盡速得到最合適的醫療服務!

不要移動傷者？

　　向來討厭急救界的鍵盤戰士（keyboard fighter），他們總是透過譴責他人來刷存在感。例如每當網絡上有路人為傷病者提供急救的照片時，他們便立刻化身判官批評路人給予的治療是多麼不足。其實急救的本義就是以現場有限的資源和能力協助他人，盡了力便好。這群「急救專家」除了未能為急救界作出貢獻，更阻礙了急救的推廣和發展！

　　近日於社交媒體看到一篇交通意外貼文，照片中看到一架翻側的「綿羊仔」、右邊車尾略為凹陷的房車，兩者間有一個倒地的傷者。一名交通警在這三條行車線的馬路上指揮交通，另一名途經的急救員則為側身躺地（lateral position）的傷者治理。傷者沒有明顯出血或肢體變形，急救員為其左小腿內側位置敷上冰袋。雖然發文者以「非公審」開首，但內文卻處處質疑當天急救員的多個決定。另外又有幾個「戰士」在貼文下方留言參戰，把批判昇華到極致。我很懷疑，那些雄辯滔滔的「專家們」又有多少處理這類個案的經驗？

　　根據急救的基本守則 DR. ABC（或 DR. CAB）[1]，現場環境安全是首要考慮。精於譴責他人的「專家」當然明白，所以不止一人質疑當天的急救員為何沒有把傷者移動到安全地方才施救。然而他們沒有考慮香港的獨特情況，事發地段並非高速公路，所以路面情況只會因為意外而更加擠塞，換言之其他路面使用者根本沒有可能在附近路段高速行駛。加上現場已經有交通警指揮交通，這不見得有什麼大的安全隱憂。

　　既然已有警察在當時的位置為救護人員營造安全空間治理傷病者，那麼救護人員自然不需要非必要地移動傷者，也避免傷勢因移動而惡化。

　　此處，又涉及到另一個常見疑問——救護車到場前避免移動傷者是否絕對正確？

　　我對這個說法有一點保留，認為這是需要在實際上配合一點常理才可以做決定。如上述交通意外的現場略為改變，傷者雖然同樣躺於馬路中央，但沒有警察在場控制交通，我們應該如何處理？胡亂移動創傷患者的確會帶來傷勢惡化的潛在風險，但倘若任由傷者

------

1. D（danger）：先確認施救者自身安全，然後是同伴和在場其他人士的安全，最後才是患者。

　　R（response）：患者是否清醒？如判斷為清醒，那至少假設仍有呼吸和脈搏。

　　A（airway）：患者氣道有否阻塞？阻塞的氣道能使傷者窒息致死。

　　B（breathing）：患者有否呼吸？沒呼吸的患者早晚也會因缺氧而心跳停頓。

　　C（circulation）：患者有否脈搏和血液循環？沒有血液循環的話，患者其中一隻腳其實已經踏進了天堂。

　　有關「DR. ABC」的急救基本口訣討論，可詳見前作《緊急召喚》。

躺在馬路中心豈不是很容易被路過的車輛撞倒及輾過？這不是更嚴重而且是即時的實際危險嗎？雖說可以找個途人協助指揮交通，但沒有受過專業訓練的途人又能否勝任？最後會否弄巧反拙，為自身和傷者帶來更大的實際危險？現場地段的交通流量、視覺距離、意外時間等因素，也是救護人員決定是否移動傷者時需要的考慮。

那麼，如果是汽車相撞的交通意外，傷者仍在汽車的駕駛室內，我們又應否移動傷者？這除了要考慮上述所說汽車有再被撞到的風險外，還要考慮汽車結構的內部安全。以個人救護經驗而言，如果車輛的安全氣袋在意外時彈出，普遍傷者也會在救護員到場前已經離開車廂。這並非因為這類車輛的損毀狀況一般較大，而是啟動氣袋彈出的化學品氣味和白煙猶如火藥，容易引起汽車快要起火的危機感。相反如果氣袋沒有彈出，哪管車輛的損毀狀況有多嚴重，普遍傷者也傾向留在車內等候救援。事實上，安全氣袋的確有可能在交通意外後才失靈彈出，如不幸發生會為傷者和拯救人員帶來嚴重傷害。一般消防或拯救部隊到達交通意外現場時，除了檢查車輛有沒有即時起火的風險外，也會檢查車輛的氣袋有否彈出風險。氣袋的原理是透過快速彈出的「空氣軟墊」抵抗及對沖司機或乘客在交通意外時前衝的力量，減低司機或乘客撞擊駕駛室內的部件的危險。如果氣袋在車輛靜止時彈出，其彈出所產生的衝力有可能對司機、乘客或搶救人員產生直接而且正面而來的嚴重傷害。基於以上原因，我每逢處理仍逗留在汽車駕駛室內等候救援的交通意外傷者時，總會快速排除頸椎嚴重受傷的症狀，然後立即指示傷者離開車廂並坐到路邊或救護輪床上接受進一步檢查。

移動與否，豈能一概而論

移動傷者與否需要運用常識和常理做決定，但多年的救護工作經驗教我知道，這個世界沒有常理可言。前文已經談過部分市民不能運用常識來決定自己是否濫用急症醫療服務，以下我再談談兩個曾經處理的個案：

個案一

從安老院逃脫的失智長者在街上因脫水而暈眩倒下，先是雙膝著地然後倒臥在地上。途人立刻替他召喚救護車，並指示他繼續躺在地上。雖然有為他撐傘遮陰，但當時是高達攝氏 38 度的晴朗中午，石屎地面的溫度隨時達到攝氏 70 至 80 度。由於患者失智，他根本不懂拒絕。我到場後簡單地透過靜脈輸液為患者補充其因脫水所散失的水分，並解決因脫水引起的低血壓和暈眩等問題。然而，其背部因灼熱地面引致的大範圍中度燒傷卻未能即時治理。在送院途中，我除了使用大量生理鹽水為其背部傷口冷卻，也給予了高劑量的嗎啡（morphine）為他止痛。原本這些治療是不需要的，如果熱心途人當時能運用一點常理協助他坐起來等候救護車到場便可避免。

個案二

年約五十歲的女士在街上絆倒，沒有失去意識，並記得事發經過。但由於意外過程太快，她不肯定自己著地時有否撞傷頭部。事主自覺沒有受傷，也沒有感受到任何痛楚或其他不適症狀。她本想起來回家，但同行的女兒卻擔心頭部撞傷可以是致命傷勢所以立即召喚救護車。等候期間，女兒叫傷者繼續躺在地上不要動。那天雖然不是炎炎夏日，但卻是斜風細雨的寒冬午間。雖然女兒和途人也

脱下外套為這名女士保暖，但她的背部早已因地面的雨點積水而濕透。由於這只是倒地並沒有明顯受傷的個案，最後它被分流界定為非緊急級別。加上當天救護的工作量繁忙，我的救護車於事發後一小時才到達現場。檢查後，傷者除了出現輕微的體溫過低，也因為躺於硬地時間過長而出現「頸梗膊痛」。

由此可見，以上兩個例子都説出了盲目堅持讓傷者逗留原處有可能為傷者帶來額外的、本來可避免的傷勢。明白大家害怕移動傷者會為傷者帶來潛在傷害，但請勿忽視把傷者留在原地時，那更實在、更即時和直接的傷害。人生數十載，跌倒撞傷經常發生，我們每次也要硬直地躺在地上召喚救護車和前往醫院急症室嗎？

希望各位讀者閱讀完本文後，往後面對意外發生時，能夠拿出常識和常理去做出最正確的決定吧！

召喚救護車時的合理期望

　　澳洲的麥當勞快餐店會給予當值的警察和消防員半價優惠，但救護員卻不被包含在內。聽說曾有同事向該快餐店職員詢問原因，及後被告知該優惠只適用於緊急服務（emergency services）的當值職員。其實這說法沒錯，不少人的確以為我們的工作只是物流或運輸而已。例子？我當然有很多呢！

　　精神異常、酒醉、濫藥的露宿者在澳洲非常普遍，也是救護員服務的「常客」之一。上述所指的並非昏迷患者，而是依然能夠清醒地在街上行走的那群。有些人甚至會因為露宿者在街上有礙觀瞻而召喚救護到場，什麼擔心露宿者們的健康只是藉口，他們的主要目的是想救護員把露宿者送走。他們不把救護服務當作醫療服務，而是清理現場街道的運輸工具。

　　然而，這些人不明白就算救護人員到場，我們能夠做的也非常有限。因為只要露宿者神智清醒，他們有權拒絕任何醫療服務。如果我們強迫把他們送院，就跟綁架一樣同屬犯法。要明白每人也同樣擁有在公眾地方行走的自由和權利。我們總不能單純因為看對方不順眼，便自以為合法地把對方趕走。而且，單純為了把露宿者們送走而召喚救護車是浪費資源的濫用！除非露宿者對其本身（最常見的原因是威脅自殺）、他人或公眾財物有帶來傷害的危險，澳洲

警察才有權透過《精神健康法》（Mental Health Act）把他們強制送院接受精神檢查。實務上，大部分因《精神健康法》被送院的露宿者也會於數小時內從醫院釋放，重回社區，他們最後仍會回到區內的某街道上。人與人的相處怎麼不能互相尊重，難道露宿者的自由便不該被重視？

救護服務除了被當作送走陌生人的工具，也被部分市民視為強迫家人前往醫院的「有效方式」。例如家中長者感到不適，但該頑固的長者不願意前往家庭醫生或醫院求診時，家人便致電救護服務求助。我不介意處理這類型的召喚，畢竟穿著制服的我們對很多人來說都有較大的說服力。然而，這些家人往往本末倒置地把說服長者的責任全部交予我們，在我們到場後便事不關己地離開，不提供任何協助。難道他們真的認為這些不願前往醫院的長者會誠實地說出自己的不適病狀嗎？如果長者拒絕送院，這些家人又會理所當然地說：「不用理會他，只是他太頑固而已。把他送往醫院檢查便好，他需要前往醫院。」

姑勿論長者的病況是否需要前往醫院，神智清醒的人本身就有權利拒絕醫療服務。如前文所說，強迫患者接受治療等同綁架，是犯法的啊！我不介意協助勸諭，但家屬們也要知道說服長者的最大責任仍然在他們身上！當然，如長者精神異常或有自殘傾向，警察便可到場並以《精神健康法》所授予的法律權力把長者強迫送院。只是在現實世界，適用的情況並不多。

總括而言，以上這些情況是可以召喚救護車的，不過煩請先有合適和合理的期望！

如何成為澳洲救護員？

「如何成為澳洲救護員？」是我的社交媒體專頁內經常收到的讀者提問。過去一年，我收到更多這樣的提問。

永久居民身份可能是最重要

簡單而言，申請人首先需要有移民澳洲的覺悟。澳洲各州或領地的法定救護服務（statutory ambulance service）一般只招聘澳洲永久居民（Australian permanent resident）、澳洲公民（Australian citizen）或紐西蘭公民（New Zealand citizen）擔任救護員。雖然澳洲大學學士（undergraduate）畢業的海外生有資格申請為期兩年的畢業簽證，但法定救護服務一般不會考慮這類非永久簽證的持有人申請。也許有人會問，那麼擁有工作簽證便可以吧？是的，但也不是。要在澳洲申請工作簽證，必先要有僱主擔保。如果前提是法定的救護服務根本不考慮招聘你的時候，他們又怎會為你申請工作簽證做擔保？

雖然偶然也有招聘沒有永久居留資格申請者的例外情況，但在本土供過於求的情況下是萬中無一的。沒有永久居留資格的申請人，一般只能投身私人市場。又或許某天命運地戀上了持有澳洲公

民資格的「真命天子」後，便能以「真愛移民」的方式獲取永久居留的資格。成為永久居民後，便合資格應徵法定救護服務的職位空缺。海外人士要在澳洲發展救護事業，居民身份大概比知識、學歷、能力或經驗更重要！這也解釋了為何我總是勸説香港的朋友要先在香港修讀護理課程再申請移民，然後才以澳洲永久居民身份修讀救護的轉換課程（conversion course）投身澳洲救護界。

能力及學歷要求

那麼，在澳洲從事救護工作的能力要求是什麼？在英語社會從事醫療工作，當然要有流暢的英語溝通能力。假如未能和病人或同事溝通，根本沒有可能擔當重大醫療職責。試想像醫護人員因為不諳英語而無法理解病況或作出治療，怎樣也説不通吧？因此，澳洲所有的註冊醫護人員也要符合預設的英語能力要求。最廣為香港人認識的是 IELTS（International English Language Testing System）能力試，所有向牌照當局申請註冊的醫護人員（醫生、護士、救護員、物理治療師、職業治療師等）必須在每份試卷中（分別為閱讀、聆聽、書寫和口語，合共四份試卷）也獲得 7 分或以上的級別。如果沒有足夠的英語能力，説什麼也是徒勞。事實上，很多澳洲大學的醫療專業相關課程也把同樣的英語能力列為入學要求。除了 IELTS 外，還有其他認可的英語能力測試，大家可到澳洲的牌照當局 AHPRA（Australian Health Practitioner Regulation Agency）的網頁了解相關資訊。

解決居民身份問題和符合語言能力要求後，接下來就是學歷或知識要求。救護員（paramedic）和醫生護士在澳洲一樣是受法

律保障的註冊頭銜（registered title），沒有獲取註冊的人自稱救護員實屬違法。一名只完成急救訓練或短期醫療課程的人，絕不能走到街上自稱義務救護員以幫助他人。這不是說澳洲居民不可以透過急救知識幫助他人，只是不能胡亂自稱救護員而已。一般而言，註冊救護員的申請人最少需要完成為期三年的救護學本科學士學位（bachelor of paramedicine）課程或同等資歷。跟香港不同，澳洲一般的大學學位並非榮譽學位，所以只為期三年。如果學生希望獲取榮譽資歷，便要額外修讀多一年並在相關範疇進行研究，跟香港那種完成學位附設榮譽資歷（with honours）的制度不同。在三年的救護課程內，學生需要學習解剖學、病理學、病理解剖學、藥劑學、研究、災難管理、救護學等進階知識。學生畢業後只要符合英語能力和人格要求，便能申請獲取註冊救護員的職銜。

本身的救護工作經驗有用嗎？

如果申請人本身已在海外從事救護工作，情況又如何？由於救護是新晉的註冊醫療專業（澳洲於 2018 年 12 月正式實施救護的註冊制度），相關法規暫時只針對本土受訓的申請人。海外受訓的申請人估計是跟現時本地沒有救護學位資歷的申請人一樣，以承襲途徑（grand-parenting pathway）作批核，即是根據其曾接受的訓練資歷，和從事救護行業的時間長短作批核的參考因素。當然，申請人仍要符合英語能力這要求。要求較低的承襲途徑，是方便本土現有救護從業員能順利過渡的臨時產物。註冊制度實施的三年後，此註冊途徑便會「壽終正寢」，但 2021 年失效後如何處理仍是未知之數。以某亞洲動感之都領導人的說話方式來說，便是 the pathway is dead！

不知道所言是否屬實，曾經從朋友口中聽說有個香港救護主任順利獲取澳洲的註冊救護員資格。他曾經託友人問我，能否直接來澳洲擔任跟救護主任相似的管理層職位。姑勿論為何會有法定救護服務願意聘請不諳本地救護體系的人做管理層，缺乏實際前線經驗是一個大問題。澳洲跟香港不同，救護管理層全部都是前線出身，要有一定的救護知識和經驗才能晉升。以維多利亞救護服務為例，救護員至少需要有六年工作經驗才能合資格申請團隊經理（team manager，即香港的救護主任）職位。

假設對方只希望申請做前線救護員，我會建議他申請畢業生救護員（graduate paramedic）的空缺。這不是要踐踏香港救護員的專業能力，只是香港的救護體系和技術跟外國略為不同。後者非常側重病理和藥理知識，這是現時香港救護訓練中相對缺乏的範疇。就算對方已完成香港中文大學提供的院前救護碩士課程，他對相關技術的實際應用經驗仍相當有限。就以給患者用藥止痛為例，這是澳洲救護員最基本的技能，差不多每星期也會為傷病者透過靜脈注射嗎啡（morphine）或芬太尼（fentanyl）等強效藥物止痛。心電圖分析又是另一個例子，香港 12 導極心電圖先導計劃的做法是把所有心電圖傳送到醫院給醫生判定，但澳洲的救護員卻會自行判定心電圖後才決定需否把它傳送往醫院。其他治療方面，澳洲的法定救護服務傾向使用指引（guideline）而不是流程（protocol），令救護員處理患者時有較大彈性，不再以非黑即白的方式做醫療決定，因此救護員需要有更多的知識和經驗。以畢業生身份加入救護服務，能給予來自香港的救護從業員一個過渡期去適應學習，成為正式合資格的澳洲救護員。

　　澳洲有沒有類似香港消防處般，讓申請人在受聘後才接受訓練成為正式救護員的招聘途徑？有的，澳洲新南威爾斯救護服務仍有提供三年的救護文憑在職培訓。於承襲途徑失效後，它將會是本土申請人唯一無需持有救護學位仍能獲取救護員註冊的方法。詳情不在這裡講述，各位可以到該部門的網頁了解。同樣地，只有持有澳洲永久居民身份的申請人才合資格申請該職位。不過個人而言，我仍是認為學位畢業的救護員有較多知識，也較有競爭力。

　　除了澳洲，英國也是近期炙手可熱的移民熱點。如果香港市民希望前往英國投身救護行業，又該如何？無論前往的地方是哪裡，居留權和英語能力也同樣是基本。由於「歷史因素」，香港市民移居英國獲取居留權的可能性看似比較大。視乎大家想前往的是英國哪個地區，如當地的救護服務仍有提供受僱後資助訓練的安排，受僱的學生救護員會被資助修讀救護學位課程，期間以少量受薪的形式進行前線實習。我未曾在英國工作，但身邊卻有很多朋友和同事來自英國。我唯一能夠肯定的是，他們的工作遠比香港繁忙。有興趣前往英國發展的各位，歡迎於網上搜尋「NHS」和「paramedic trainee」這兩個關鍵字獲取更多資訊。

女性是否適合做救護工作?

　　救護在全球多個地區曾經是男性主導的工作,但近年開始有所轉變。在救護體系發展完善的地區(如英國、美國、澳洲、加拿大等),女性救護員的比例日漸增加。救護是揉合醫療和體力處理(manual handling)的工作。雖然跟醫生護士一樣屬於醫療專業,但單純的醫療知識和技術並未能足夠應付工作所需。我身邊有很多香港救護同業朋友把體力處理視為體力勞動的「搬、抬、托」,也許就是因為這個原因使香港的女性救護員寥寥可數。

「體力處理」的概念

　　討論女性是否適合擔當救護工作前,先要定義「體力處理」這觀念。它對香港人來說比較陌生,把它比喻為「搬、抬、托」並不正確。更準確地說,它應是移動傷者和搬運裝備的相關技巧知識。它的基本理論很多人也聽過:

　　一、張開並屈曲雙腿,蹲在接近需要被搬運的物件旁;

　　二、腰背挺直,身體靠近貨物重心(center of gravity),並以雙手握緊需搬運的物件;

三、雙腿發力伸直，以大腿肌肉把貨物重量抬起；

四、過程盡量保持腰部挺直，避免彎腰，防止腰部用力導致受傷；

五、搬運時，臉部和身體應該對著前進方向。扭動或彎腰也會降低腹部核心肌肉（core muscle）的負重能力，大幅增加腰背受傷的風險；

六、欲速則不達，最短途的搬運途徑未必是最安全合適。有充足人手和計劃，才開始搬運。

以上理論簡單易明，一般的醫護人員無需太多的特殊訓練。醫院或診所環境中，地面普遍平坦和環境較空曠（跟院前環境相比），加上總有其他醫護人員在旁，大部分情況也能夠輕易地依從上述概念安全地搬運傷病者。可是對於院前的救護工作而言，要實踐上述守則卻有一定難度，以下幾個是我曾處理的個案：

一、年老的傷者被困於狹窄的商場廁格中，身體處於廁格牆壁和骯髒的座廁之間。由於下肢骨折，未能自行站立或協助移動。狹窄的環境使救護員無法走到傷者兩邊身旁，以安全合適的姿勢搬運傷者。

二、青年於天台酒吧昏迷，估計因濫藥和酒醉引起。該五層高的大廈沒有升降機，只有狹窄的樓梯。

三、體重約一百五十公斤的患者在安樂椅上心臟病發，當天獨自處理這個案的我需要盡快把他移動至地上進行心外壓。

　　四、體重約一百二十公斤的心臟停頓患者，於搶救後恢復心跳。他當時位於大宅的二樓，已被氣管插喉的他接駁著不同的監察儀器、氧氣設備、藥物注射泵（syringe pump）和呼吸機（ventilator）等。

　　試想像置身於以上任何一個情況，你可如何運用正確搬運技巧的基本理論？假設未能應用，很多人最後會使用「蠻力」解決問題。雖然明知道自己和同伴可能會因此受傷，可是在面對嚴重傷病者時的壓力驅使下，救護員經常迫不得已地採用高風險的搬運方法。增強體能和肌肉強度是降低身體因搬運而受傷的最簡單方法，這亦解釋了為何香港救護員需要有高體能的訓練和要求。可惜增加肌肉強度和體能對避免使用「蠻力」和錯誤姿勢所引起的傷患並沒有太大的幫助，這些傷害很多時是無可避免的，這亦是很多香港救護從業員有腰背傷患的原因。

　　現時澳洲各救護服務新招聘的救護員接近一半是女性（本書出版之時，甚至可能超過半數），這是因為澳洲女性的體能較香港女性高？或是澳洲女性的體能比男性高？我相信兩者皆不是，自問也經常跟體形細小的女性救護員在救護車上執勤。澳洲的救護車一般只有兩個救護員當值，外國人的體形也一般較華人龐大。澳洲救護員搬運患者時所面對的困難，我認為不會比香港同業少。兩地救護員的男女比例差異，大概是體力應用的認知和培訓所造成。

靈活應用裝備及搬運技巧

本文執筆時，我剛剛完成部門以體力應用為主題的三天持續訓練課程（continuous education program）。沒錯，部門除了要進修醫療知識，也要救護員學懂正確的搬運技巧以防止受傷。部門檢閱報告和統計不同的工傷個案，歸納出常見引起受傷的情況，再制定課程內容。如何在複雜狹窄的環境搬運傷者當然是重要主題，但簡單的打開和關閉救護車門、進出救護車廂、從車廂側門拿出不同裝備、把電動輪床從救護車上拉出、把救護輪椅從裝備架上拿出或放回等，也有一定的方式和學問。除了訓練，部門近年也引入了專門的體力應用支援救護車。值勤的救護員需要持有額外的體力應用資格，車上也設有不同的額外體力應用裝備。當一般的前線救護員遇上複雜的現場環境或難於撤離患者的時候，便可以要求他們前往現場以其獨有的專業知識來制定一個安全有效的撤離方案。以上內容或者有點空泛，就讓我以先前那個接駁著不同儀器的插喉患者為例子解說。

記得當天我和同伴接報被派往處理該個案，控制中心同時調派另一輛深切治療部救護車前往。到場時，我見到患者家屬在床褥上為患者進行心外壓，他的皮膚灰白而且沒有反應，貌似典型的心臟停頓個案。由於床褥本身的彈性會使心外壓的效率降低，我們打算盡快把他移動到地上。然而，房間內的地面沒有足夠空間進行搶救，因此必須先把他拖行到大約數米外的偏廳。

「我會先貼上電擊片，如需要便為患者做心臟電擊。請幫我把被鋪和枕頭全部拋到面向門口的床邊地上做軟墊。把兩層搬移床單（slide sheet）[1]放在地上的軟墊旁，放置在房門走廊方向。當所有人都準備就緒，我們便透過拉扯床單把他從床褥中心移到床邊，然後再把他拉到地上。以枕頭和被鋪組成的臨時軟墊負責承托臀部著地時的撞擊，然後我們繼續把他扯向走廊偏廳。他著地時應剛好落在搬移床單上，兩層的搬移床單會在各自的滑面（slippery surface）上滑動，理應能夠輕易地把他扯到客廳位置搶救。」我指示同伴說，也同時要求在場的患者家屬協助。

當同伴準備時，我為患者進行了第一次的心臟電擊，但仍沒法逆轉心律不整。如果電擊治療成功，我便有更多時間計劃和準備如何安全地把患者搬到地上。可惜他仍處於心臟停頓的狀態[2]，我們只好依照原先制定的方案盡快把他搬到偏廳。搶救心臟停頓患者分秒必爭，但如果沒有好好計劃，只怕救活患者前已為患者造成更大傷害或連累其他在場人士受傷。接下來的搶救與平日的處理無異，數次心臟電擊、數次的強心藥物注射、深切治療救護員到場為他進行插喉、接駁上呼吸機和維持血壓藥物的注射泵等。

雖然患者的病況最終初步穩定下來，但心電圖卻顯示他有急性心肌梗塞，估計這是引起心臟停頓的原因。畢竟他可能隨時再次

---

1. 滑動是移動傷者最安全的方法，可大幅減低因抬舉而引起的受傷風險。
   搬移床單（又稱：滑單）以特殊的滑性布料製成，能因應情況對摺或疊起使用，增加滑性，更容易地透過滑動來移動患者。
2. 心律不整是指心臟電流出現異常活動。心臟停頓即是心臟沒有實際輸出。心律不整的患者有可能仍然有心臟輸出（俗稱：心跳），也可能引起心臟停頓。

心臟停頓，他仍是急需前往醫院心臟導管手術室接受「通波仔」手術。我們把他從大宅二樓撤離到地面的救護輪床，又是一個大挑戰。任何過分的搖晃也可能使維持患者生命的儀器接駁鬆脫，或直接影響其血液循環，再次引起心臟停頓。安全穩定地搬運患者非常重要，所以處理嚴重患者時更加是急不來。事前準備會有所延誤，但我們進階的搬移知識便是為了令我們能穩定傷者和更安全地把傷病者送往醫院。

最後，我們選用了撤離墊（evacuation mat），並於墊上放置毛巾和薄膠板以承托患者背部。把患者移動到撤離墊上後，我們把氧氣樽放在患者雙腿間的空隙位置，心臟監察儀則放於氧氣樽上，呼吸機和藥物注射泵等則放於心臟監察儀器的兩側。然後透過繩帶綁緊固定上述所有儀器，並把患者包裹固定於撤離墊中。文字解說看似複雜，實際只是我們以撤離墊上的把手繩索把患者拖行，目標是把患者拖到樓梯下的救護輪床上。期間盡量把患者放置於水平位置，避免原本已不穩定的血液循環因移動而受影響。偏廳尚算寬敞，但樓梯間狹窄得不足夠兩名救護員同時並肩而過。最後我們決定經過梯間時由一名救護員在前方扯動病者腳部位置以控制方向，另外兩名救護員則側身並行，同時和另外一名救護員以不同長度的繩索於病者的頭部位置進行反向拉扯制動以協助患者在梯間穩定地向下移動。數分鐘內，我們一行人便把患者送上救護輪床並推進救護車。

該名患者送院接受「通波仔」手術後的數天便出院回家，沒有任何明顯後遺症。我們一行四人，也沒有任何一人因此受傷。差點忘了說，當天參與的四名救護員中，我是唯一的男性。

可能有香港同業會問，香港的救護車車廂細小，沒有空間放置搬運裝備和工具，那怎麼辦？我只想説，上述個案中所使用的工具所需的空間非常細小，摺疊起來只跟一部筆記本電腦差不多大小，而且澳洲救護車的車廂遠比香港細小呢。

又也許有人會問，香港的救護工作分秒必爭，部門要求前線人員現場逗留時間少於三十分鐘，在有限的時間，又如何做到我上文所説的準備工作呢？其實在澳洲維多利亞，救護部門對現場逗留的指標時間是二十分鐘以下呢。的確，這類工作需時頗長，但日常我們也會處理一些簡單個案，一定不用二十分鐘。如此平均計算起來，多除少補下，我們的時間表現仍能勉強達標。話説回來，如果部門的要求不合理，員工就要犧牲自己的健康和安全來達成部門目標嗎？如果每個員工也拒絕不安全的抬舉，這便會成為一個安全文化。但如果前線員工不團結，説什麼也是廢話吧。

來到尾聲，仍會有讀者問女性是否不適合當救護員？如是，你認為這是因為工作，還是制度和裝備配套的結果？

救護 ✚ 小百科

什麼是撤離墊？

這是專門設計用作緊急撤離行動不便患者的醫療裝備。不同品牌所使用的物料也各有不同，但普遍是使用耐用物料製成（以便在粗糙的地面或環境拖行患者）。

本文所談及的撤離墊以薄身耐用物料製成，雖然沒有太大承托力但非常輕便。使用的時候，我們會用將患者置於撤離墊的中央，然後包裹患者左右兩側，接著用繩把墊四邊的多個把手綁實固定或拉扯以移動患者撤離。

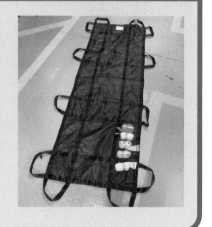

急症室以外的選擇

香港和外國的救護服務有很多相同之處,也有很多不同的地方。雖然我在其他文章曾以不同角度談論過此話題,但當中一個明顯分別卻從沒有詳細敍述——那就是「轉介」(referral)。

急症醫療資源不足是全球救護服務面對的共同問題。濫用、缺乏健康識辨能力(health literacy)的低社會經濟群組(low socioeconomic groups)、因人口老化而不斷增加的缺乏社交支援(lack of social support)的長者群等,也各自因為不同原因而只能透過急症服務獲取基本醫療。面對持續增加的需求,有限的急症資源只會愈來愈吃不消。雖然或許有違求助者的期望,但把所有救護求助個案都送院跟進並非最佳選擇。

轉介處理

就以由 NHS(National Health Service)提供的英國救護服務為例,它跟香港的救護服務同樣因免費而有很大需求。它資源不足的情況跟香港相比有過之而無不及,求助人需要等候救護車數小時的情況並不罕見[1]。因此,英國的救護訓練中包含很多個案轉介的

---

1. 資源不足是肯定的。但患者能等待數小時至十數小時不等,是否也暗示著很多求助者根本需要的並非急症醫療服務?

知識，希望能減輕當地急症室的負荷。

以下是朋友在英國從事救護工作的經歷。

他曾治理一個在家倒地卻沒有受傷的行動不便長者，長者因為沒有受傷而無需送院跟進。檢查長者期間，朋友留意到其家中沒有協助走動的輔助設備（mobility aids）。這風險因素可能導致長者經常跌倒，長遠而言，長者容易會因跌倒而出現嚴重骨折。傳統來說這情況下救護員可做的處理非常有限，只能把患者送往急症室並向醫院職員交代他的家居狀況，由醫院跟進。這樣做除了浪費緊絀的醫療資源，也浪費患者的寶貴時間。身為 NHS 的救護員，友人直接把個案轉介 NHS 的社工服務。社工家訪後，會按需要安排職業治療師（occupational therapist）作現場評估，並安裝所需的輔助器材。如有需要，更會協調其他社區服務支援這名獨居長者。這樣的系統能更善用有限的醫療資源，給傷病者在合適的時限內最適切的協助！

澳洲的救護和急症醫療系統因為資源較英國豐富，所以在轉介處理這方面的發展相對遲緩和落後。在維多利亞救護服務的層面，我們只集中把非緊急患者轉介普通科門診醫生（general practitioner），或是建議穩定的患者乘坐家人的私家車、非緊急救護車或的士前往醫院[2]。在前線救護員的角度而言，我最常參與的轉介是抵達現場後，檢查患者並排除其出現嚴重病況的可能後，轉介家庭醫生跟進。

----

2. 這由救護部門安排，非緊急救護車資源不足的時候，會把前往醫院途中時無需任何監察檢查的非緊急病人轉為的士接送。雖然這些病人普遍不需要前往急症室，但卻因為各種不同原因而未能前往家庭醫生求診，所以才會被安排的士接送。

兩個接連處理的例子

個案一：

　　某天我被派往處理一個「嚴重出血」個案。由於求助人誇大病況，原本只是簡單的流鼻血（epistaxis）卻被電腦評定為跟心臟病發一樣嚴重的緊急級別。隨著閃燈響號，我來到一名四十多歲的患者前。病史沒有什麼特別，只是出血十分鐘仍沒有自行停止。然而他根本沒有用力按緊鼻樑上的軟組織位置，我於是把他的手帶到合適位置並指示他用力按壓，無需使用冰袋或是什麼的，數分鐘後便止血了。

　　其實只有約5%流鼻血個案是因為出血點在鼻咽後方（posterior）而無法透過按壓鼻樑止血。能簡單透過正確按壓止血的個案，普遍無需藥物或進階的入侵性治療。確認患者近期沒有頭部創傷[3]，接受抗凝血治療（anticoagulant therapy）和排除患上凝血疾病等的出血風險因素後，我認為患者無需送院，最後簡單教導他處理流鼻血的急救方法和建議後，便離開現場前往處理另一個「緊急」個案。

個案二：

　　處理完「嚴重出血」，我便立刻被派往治理一名上吐下瀉的十八歲青年，初步估計是腸胃炎。腸胃炎（gastroenteritis）是很普遍的疾病，腹瀉、嘔吐、肚痛[4]、發燒和疲倦等都是常見徵狀。

----

3. 流鼻血可以是頭顱骨折的其中一個表徵。

4. 隨機在不同腹部位置出現抽筋般的痛楚（cramping pain），一般於腹瀉或放屁後會略為改善。

由於感染主要由病毒引起（viral infection），所以大部分個案無需接受抗生素或專門治療（specific treatment）也能在數日內自行復原。處理腸胃炎的最大原則是防止脫水，除了上吐下瀉能使患者快速流失水分，患者也可能因為徵狀影響而無法有效透過飲食補充散失的水分。

到達現場後，我先透過維生指數和皮膚狀況等的資訊排除脫水問題。沒有攝氏40度以上的高燒，細菌感染（bacterial infection）的可能不大。年輕的患者在數小時前開始嘔吐並於半小時前開始持續腹瀉，是很典型的腸胃炎病史。接著我也排除了他有任何腸道疾病的病歷（因為嘔吐腹瀉也可以是其他疾病的表徵）。患者的大便有否帶血也是我的檢查內容，因為這可以是由腸道出血、細菌或寄生蟲感染（parasitic infection）所引起，或需要使用抗生素治療，或盡快接受進一步檢查。

剔除多個風險因素後，我認為送他往醫院並非最佳選擇。除了因為他沒有這個需要外（目前他只需要補充水分和一個能隨時備用的洗手間），把此類高傳染性的患者帶到醫院也會為其他免疫力弱的患者帶來風險。我先向他解釋病況，告訴他當時的徵狀是人體排出污染物和致病原的自然機制，以及提醒他過程中防止脫水的重要性。由於持續嘔吐令他無法補充水分，我給他止嘔吐藥物昂丹司瓊（ondansetron）。雖然也是藥丸，但我選擇能於口內直接分解吸收的威化（wafer）形態，避免傳統藥丸容易在吞服時因嘔吐而無法被吸收。

確認年輕患者的嘔吐噁心穩定下來後，我們指示其家人到附近的藥房購買止瀉藥物。澳洲的藥房有註冊藥劑師當值，能給予傷

病者和其家屬有關藥物的專業意見。同時也建議他們購買類似運動飲品成份的水分補充冰條（icy pole）[5] 給患者食用，吸收冰條內的水分和電解質以補充散失，也避免腸道因飲食刺激而繼續嘔吐腹瀉。離場之前，我建議對方如病況惡化、出現新的徵狀，以及徵狀持續超過四十八小時[6] 便前往家庭醫生或急症室求診。

上述的例子對部分同業來說可能有點天馬行空，在投訴文化盛行的地區難以推行。其實投訴並非香港人或華人的專利，很多海外地區也有類似的問題。改變除了需要時間，部門政策、社會觀念、救護員本身的知識水平也需要配合。現時香港對院前轉介的認識仍屬非常初始的起步階段，前線救護員建議非緊急患者「無事當保健」地前往醫院的情況經常發生。不是要去比較，但各位又希望自己身處地區的救護服務是什麼定位？

---

5. 水分補充冰條接近體液內的水分和電解質的濃度，但沒有運動飲品般高糖分。澳洲常見的相關產品有 Hydrolyte 和 Gastrolyte。
6. 腸胃炎普遍會於二十四至四十八小時內改善。

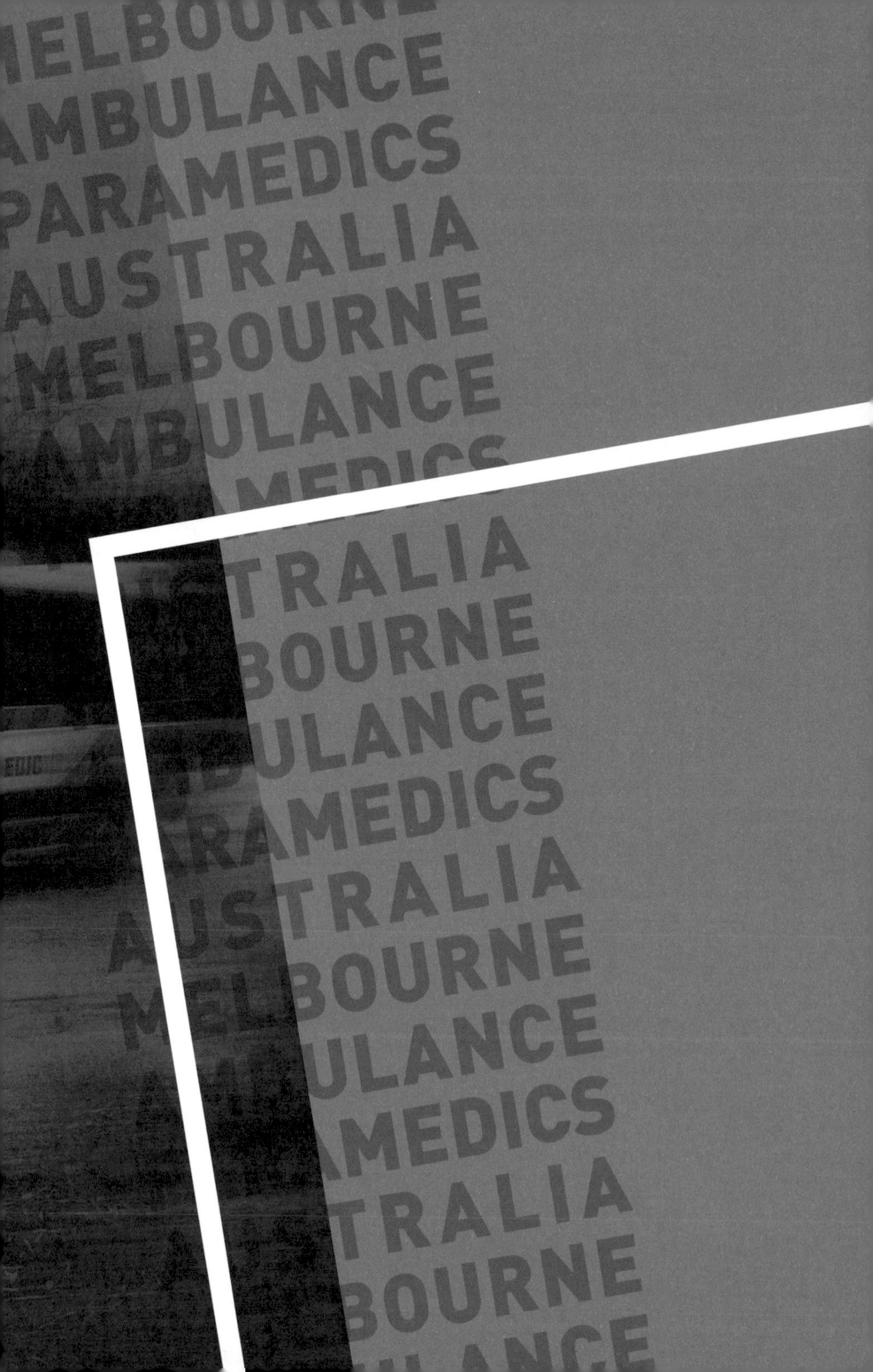
AMBULANCE
PARAMEDICS
AUSTRALIA
MELBOURNE
TRALIA
BOURNE
ULANCE
AMEDICS
TRALIA
BOURNE
ULANCE
AMEDICS
TRALIA
BOURNE

第二章

刻不容緩，緊急救援

判症思維，界線分明？
——脫水

記得修讀護理課程的時候，我一直對護理診斷（nursing diagnosis）感到相當困惑。哪管我在評核中如何努力作答，導師總是說我的答案屬於醫療診斷（medical diagnosis），不是護理診斷，所以評為不正確。究竟什麼是「護理診斷」呢？曾經遇過這樣的評核題目：請為一個因肺炎而呼吸困難的患者診斷。如果是正確的護理診斷，答案應該是「根據患者發紺（cyanosis）（即皮膚因缺氧而發紫）的病徵，確認肺炎導致患者因為換氣不足而出現氣促等相關問題」。中文翻譯可能頗難理解，我還是直接寫出英語原文給各位參考：Shortness of breath related to inadequate gaseous exchange, secondary to pneumonia, evidenced by cyanosis.

大概天資愚笨，我當天說出的答案簡單直接得多：「因肺炎感染導致的一型呼吸衰竭（type 1 respiratory failure, secondary to pneumonia）」。本以為自己的答案更易明白，也更準確說出狀況，準不會答錯吧。可是最後，因為導師認為這是一個醫療診斷而被大量扣分。這結果讓我想起一位資深護士曾經跟我說的一番話：「只有醫生才能為患者進行診斷，其他醫護人員都沒有診斷的法定權力。」

事實真的如此嗎？

　　一直以來，我都很懷疑是否真的有任何國家或地區的法例會列明醫生以外的人進行診斷需要附上刑事責任。如有，另類療法、精油療法、精神療法、氣場療法、食物療法等豈不是應該早已受法例規管嗎？為什麼仍有這麼多混水摸魚的「專家」明目張膽地四處招搖撞騙？也許有人認為，非醫生的醫護人員只該客觀地記錄觀察和評估所得。不過，如此的話，其他非醫生的醫護人員應憑什麼作治理患者的依歸？不做判斷的情況下，他們如何在專業範圍內做最準確的決定？就以院前使用治療急性心肌梗塞的「通血管針」[1] 藥物為例，我們是需要確認患者出現 ST 段上升心肌梗塞（ST elevated myocardial infarction, STEMI）這診斷後，才會施用這藥物，並非只依靠觀察胸口痛、噁心、疲倦等客觀病狀，不做任何總結及歸因思考之下可以作出的決定。因此，除了醫生外，其他非醫生的醫護人員不能作出診斷和決定治療這說法在實際上是行不通的。如真的盲目遵從，恐怕令更多患者不能在危急之時得到最適切的治療，保住性命。或許，應該補充多一點，很多時候，非醫生的醫護人員是需要在能力及守則範圍內做一些醫療診斷，才可以進行進一步輔助治療，最少也要為患者爭取生存機會見醫生。澳洲的急症室護士和救護員會經常替患者做醫療診斷，過程不一定百分百跟從預設的流程或指引。畢竟患者的狀況千變萬化，要找出 100% 合適的預設流程並不可能。這不是鼓勵非醫生的醫護人員越界做出專業能力以外的醫療決定，其診斷的深度、覆蓋度、準確度，應限制於該醫療從

---

1. 溶栓藥物（thrombolytics），能溶解阻塞血管的血栓。現時澳洲救護界內，最常使用的便是 tenecteplase。

業員的知識和曾接受的訓練。例如面對行為異常的患者，急救員未必有深入的精神醫學訓練，但他們最少能診斷為精神異常，而精神科醫生則能精準地指出病者患上思覺失調。雖說醫生很多時有更深厚的醫學知識及訓練，但有時候醫生的醫療診斷也不一定全然正確。

判症思維模式

以前在大學授課時，判症思維模式（diagnostic mindset）是我其中一個需要花很多時間解說的課題。究竟醫護人員應如何做醫學診斷？過程有什麼需要注意？如何才算正確？就讓我用一個曾處理的個案作說明。一名六十歲長者在炎夏晚上於家門前跌倒，頭皮位置撞傷出血。救護員到場時，長者已自行起來並回到家中休息，頭部的出血也已受控（已止血）。此個案中，長者當晚有兩個主要申訴：

一、跌倒著地時，頭皮位置因撞傷引起頭部出血。

二、手腕在身體著地時受傷，導致痛楚。

第一步：找出主訴

雖然頭部出血和手腕痛楚是兩個獨立問題，但也是由跌倒引起。這是診斷判症的第一步驟，把傷病者的主要申訴進行初步歸納並結論出其主要問題 ——主訴（chief complaint）。能引起跌倒的原因有很多，在醫療角度而言，我們一般會把它們分為兩個類別：

一、物理性的跌倒（mechanical fall）：泛指絆腳、地面濕滑、被外力推倒、意外失平衡等物理原因所造成的跌倒。

二、非物理性的跌倒（non-mechanical fall）：任何非物理性原因引起的跌倒，例如是因為內科問題所引起的暈眩或休克所導致的跌倒。

前者的處理方法相對簡單。相反，如跌倒是由後者引起，醫護人員除了要檢查和治理跌倒後的傷勢，也要確認和處理跌倒的根本原因。例如傷者是因為心律不整而昏厥跌倒的話，個案處理的重點便是心律不整而不是表面創傷了。至於如何判定兩者的分別，其實只需單純靠問症和獲取病史便可。當然，如果患者能清楚說出跌倒是由於絆腳而起，那明顯就是物理性跌倒。至於本個案中的傷者雖然否認自己曾失去意識（loss of consciousness），但卻未能清楚說出跌倒過程，我們只好假設他曾於跌倒前後短暫失去意識，並假設為非物理性跌倒來處理。

第二步：鑑別判斷

接下來判症過程的第二步驟，是根據患者的主訴作出不同的鑑別判斷（differential diagnosis）。能引起跌倒的原因有很多，低血壓、脫水、心臟問題、精神問題、藥物和酒精、腦癇症、耳朵感染、中風、低血糖等。過程中要緊記避免被明顯的表面症狀（如嚴重出血或骨折等）所誤導，墮入管道式視角（tunnel vision）而忽略患者身上的真正問題。一般而言，診斷者本身的醫療知識愈多，愈能列出更多的鑑別判斷和更有機會從中選取合適診斷。換句話說，愈普遍的病因愈容易被更多醫護人員正確判別出來。某程度

上，鼻腔出血（epistaxis）也是一個醫療診斷。如果只有醫生才能做醫療診斷，難道其他醫護人員在醫生檢查患者前只能在病人紀錄中把病況記錄為「鼻腔內發現血液」？

第三步：確認及排除

接下來是判症思維的第三個步驟，透過進一步問症和檢查，確認及排除先前作出的各個鑒別判斷。例如：簡單地量度維生指數已經能排除低血壓和低血糖這兩個選項。我透過簡單的檢查排除了中風症狀，並以心電圖和肺部聽診排除心臟或肺部即時問題的可能性。雖然無法排除其他內科急症的可能，但長者的病史和病歷並沒有帶來任何內科問題的診斷方向。眼前這個沒有精神病史的長者近來也沒有引起焦慮的原因，如果説是忽然因精神壓力而暈倒也不合理。

做進階檢查前，我們很多時會缺乏明確的診斷方向。醫院的醫生一般會先把不同的鑒別診斷根據其可能性的高低，或嚴重性的高低逐一考慮。然後透過驗血或掃描等針對性檢查逐一排除，如最初假設的所有鑒別判斷也被排除，便代表患者真正的病因仍未被考慮。醫生一般會重新確認患者的主訴，而且再次思考各種能引起主訴的鑒別判斷。救護員進行判症的思維方式也很接近，但我們判症時普遍沒法做驗血或掃描等進階檢查。

不得不提，考慮環境因素也是鑒別判斷的重要一環。當日天氣炎熱，日間氣溫曾超過攝氏 40 度，長者的身體容易因為流汗而比平日散失更多水分。加上年長人士的身體水分比重一般較成年人低，變相更易出現脱水。我指示長者張開嘴巴和伸出舌頭，發現其

嘴唇和舌頭也非常乾涸。詢問下發現他當天的喝水量並不多，而且也出現了持續的口渴感受。雖然他坐下時的脈搏和血壓正常，但他站起來後血壓便明顯下跌和脈搏輕微上升。這是因為身體的血容積因缺水而減少，患者每逢站起時血液便會因地心吸力而積存於下肢位置。循環血量和心臟輸出會因而減少，並可能因此導致血壓指數急跌。至於脈搏速率上升，只是心臟單純為了代償血壓的下跌而已。目前為止，老人很可能是因脫水引起昏厥，這暫時看似是最符合表徵的診斷。

第四步：最終診斷

判症過程的第四步驟是考慮完每個鑑別判斷後，在病史、病歷、病狀等證據支持下總結出最合理的診斷，即是最終診斷。如先前所說，診斷者的知識背景和曾作出的檢查會直接影響診斷的覆蓋性和準確性。總括而言，老人跌倒的個案中，我的最後診斷為長者當晚因脫水而引起昏厥，然後倒地時的撞擊導致各表面傷勢。

既然知道暈眩的原因並非任何內科急症，我便能集中檢查和處理因跌倒所造成的傷勢。雖然長者的手腕位置輕微變形和頭皮位置的出血已經受控，我仍優先檢查長者的頭和頸部。因為頭頸位置的傷勢能快速致命或引起永久傷殘，嚴重性遠比手腕大。至於為何頭部受傷卻要同時檢查頸部，這是因為能導致頭部受傷的力量通常較大，很多時也會同時引致頸部傷勢。由於存在永久癱瘓的可能，處理頭部傷勢時，我們必須首先排除頸椎受傷，這又稱為排除診斷（diagnosis to exclude）。

　　個案餘下來的發展已沒有什麼特別，我給予長者止痛藥物和進行包紮以固定鎮痛，然後也確定傷勢不是那種可能需要截肢的嚴重傷勢。雖然我們一般傾向讓能自行喝水的脫水患者以口服方式補充水分，但這次我卻選擇以靜脈輸液來補充長者體內的水分。因為假若患者當晚需要接受骨科手術，盡早進行禁食是必須的[2]。我沒有跟進這個案送院後的後續發展，無驚無險地送他往最近並附設骨科服務的醫院便完結了。記得我在患者治理紀錄中填寫的主要診斷為脫水，次診斷為懷疑右手腕骨折和頭皮出血。

　　以上個案中，如果救護員不能為患者做醫學診斷，我便只能在治理紀錄中填寫暈眩昏厥、頭皮位置發現血液，以及右手手腕出現變形這些含糊不清的「診斷」了。

---

2. 骨科手術一般需要把患者全身麻醉。禁食能減低患者失去意識時嘔吐、胃內物質阻塞氣道，或引起吸入性肺炎（aspiration pneumonia）的風險。

痛和止痛——骨折

　　曾於網上看見一篇關於「種豆」的文章，並在網民回應中看到很多人分享曾經因此程序所引起的不適和痛楚經歷。其實醫護人員進行「種豆」程序並不需要進階技術，只需要運用一點點的肌肉記憶（muscle memory）。「種豆」是以針刺把膠導管插進患者的血管內，好讓之後醫護人員能夠迅速注射不同的應急藥物進入其血管（循環系統）內。技巧的熟練程度與「種豆」的痛楚程度未必有很大的關係，很多時只是隨機的結果。因為醫護人員根本不可能在「種豆」時知道皮下神經線的位置（也沒有辦法檢查），因此他們無法避免刺針擊中神經線所引起的痛楚。當然，避開神經密集的身體位置（如手背位置）進行「種豆」一般也能略為減低痛楚的程度。

　　「種豆」是澳洲救護員的基本功，因為靜脈輸液或注射藥物是處理急症最快捷有效的方法。雖然「種豆」會造成痛楚，但諷刺地，澳洲救護員進行「種豆」的常見原因往往就是為了止痛。跟香港的急症醫療相比，澳洲對痛楚的處理非常進取。曾經處理的一個骨折個案，正是一個好例子。

懷疑下肢骨折個案

於 COVID-19 的疫情下，維州的救護服務忙得不可開交。才剛離開醫院範圍，我便立即被派往處理一名因跌倒而懷疑下肢骨折的個案。由於傷者只有約三十餘歲，我前往現場時並不認為這會是嚴重個案。始終非長者（或有骨科病歷的患者），一般人絕少會因為簡單跌倒而嚴重骨折，但到場後，我不禁因為眼前所見吃了一驚。

目測體重約一百三十公斤的女傷者向右側臥地上（right lateral），她的左邊小腿於膝蓋附近位置向前呈 90 度拗曲（angulation），是超越人體極限的姿勢。為傷者進行檢查前，我已頗肯定該位置有嚴重骨折。由於她體形較為龐大，厚厚的皮下脂肪使我無法清晰準確地看到骨折的位置和情況。考慮到拗曲位置太接近膝蓋關節，我不敢肯定傷者是脛骨腓骨雙骨折（tibia-fibula fracture）、膝關節脫臼，或是兩者同時發生。幸而骨折部分沒有插穿皮膚，但傷勢帶來劇痛的判斷大概錯不了。

一般而言，四肢的骨折絕少會引發即時致命問題，因此不會被歸納為危急狀況。但如果傷勢有可能影響肢體的血液循環和導致神經功能減弱，這就是一個能危害肢體（limb-threatening）的傷患，這類傷者急需即時處理和送院做手術。雖然當時我無法感覺到她傷肢腳掌的遠端脈搏，但慶幸能確認兩邊腳掌仍然溫暖。如果血液供應嚴重受阻會使傷肢皮膚變得冰冷，溫暖卻沒有脈搏的腳掌代表了骨折阻礙著血液循環但情況仍不太差。接下來便要檢查傷肢的神經功能，縱使傷者因痛楚以致傷肢的腳趾無法活動，但仍能清楚感受到我觸碰其腳掌。總括來說，她的傷勢未如理想但尚算穩定。我決定先給予足夠的止痛藥物，才進行移動和固定傷肢，把她送院跟進。

如何選擇止痛藥物？

止痛藥物方面，如何為患者選擇合適藥物種類、劑量，以及施用方式絕對是一門學問。以澳洲維多利亞的救護員為例，他們能因應不同痛症從六種藥物（包括 paracetamol、methoxyflurane、morphine、fentanyl、ketamine、glyceryl trinitrate）中做出選擇，然後再決定用藥方式，包括口服（oral）、鼻腔噴劑（intranasal）、吸入（inhale）、皮下注射（subcutaneous injection）、肌肉注射（intramuscular injection），以及靜脈注射（intravenous injection）這六種，給予不同劑量為傷者作鎮痛治療。要作出合適的止痛選擇，我一般會考慮以下因素：

一、痛楚的主因是慢性（chronic）還是急性（acute）引起？

● 慢性痛症患者因本身傷勢病患而長期承受痛楚，短時間內完全消除他們的痛楚未必可行。但這不代表醫護人員應該忽視止痛需要，反而是要考慮為何患者忽然選擇求診。這可能暗示患者本身的傷勢病患惡化，也可能是心理因素使其主觀的不適感加劇。

● 急性痛症是由新的傷勢或病理狀況引起，普遍需要進取的治療。

二、痛楚的嚴重程度

● 愈嚴重的痛楚愈需要更強效快速的藥物，甚至可能需要同時使用多種不同藥理的止痛藥物才能達到鎮痛目標。

三、痛楚的性質

● 分辨痛楚的性質是屬於固定性（constant）、間歇性（intermittent），還是持續但波動性（in waves）。

● 處理固定性的痛楚最為簡單，只要持續給予止痛藥物至痛楚受控便可。

● 處理間歇性和波動性的痛楚較為複雜。我普遍會以控制患者的痛楚至可接受程度為目標，給予基本的止痛藥物來安撫其基層痛楚（baseline pain），當突破性的痛楚（breakthrough pain）間歇性發生時才給予額外的止痛藥物。至於應使用相同還是不同的藥物來控制基層和突破性痛楚，決定因素在於突破性痛楚的歷時（duration）。簡單而言，我會盡可能使用最合適和最低劑量的藥物以避免副作用。

四、觸發痛楚的因素（triggering factor）

● 有否任何姿勢（posture）、肢體活動或其他因素觸發痛楚？治理患者和送他們往醫院時，是否可以避免這些觸發因素？例如骨折傷者的傷處必先固定包紮，但他們只要稍稍移動傷處就會觸發痛楚。這些痛楚是無可避免，因此事前的止痛治療非常重要。曾遇過胸口不適的患者表示每次按壓自己的胸口時就會引起不適，但他卻仍然不斷揉壓其胸部。最後我只是指示他別再觸碰自己的胸口，完全不需要給予任何止痛藥物。

五、紓緩痛楚的因素（alleviating factor）

● 跟觸發痛楚的因素剛好相反，有否任何姿勢或其他因素能紓緩痛楚？例如：因腸胃不適而引起的腹痛很多時也會於患者打嗝或放屁後改善，因為痛楚原因是腸道內有過量的氣體脹扯著腸胃管道的壁膜。強效止痛藥物未必比胃藥更為有效，反而更可能引起副作用。此時，鼓勵患者在前往醫院期間「放肆」地打嗝和放屁可能是最有效的治療。

六、鎮痛所需的時間

● 如果需要強效鎮痛的時間是短暫的，我會傾向使用藥效較短的藥物。情況例如：傷者的痛楚因為關節脫臼（dislocation）引起，但這類痛楚會於關節復位（relocation）後立即改善。如果使用長效藥物，患者體內的藥物濃度會於關節復位後相對變得過量，有可能增加了各種副作用的風險。因此，有時醫護人員需要為這類傷者給予止痛藥的「解毒劑」。

七、患者本身的病史

● 止痛藥物跟所有藥物一樣，過量地在體內積累的話會引起副作用或中毒。因此醫護人員用藥時，必須考慮患者本身的肝（代謝）和腎（排毒）功能。面對長者或有肝腎功能障礙的患者，我一般會調節使用較低的藥物劑量，確保安全。

八、鎮痛的目標

● 不一定是把痛楚全消（pain free），把痛楚降低到可接受
　的程度（tolerable pain level）也可。

● 大部分強效鎮痛藥物都是透過抑壓中樞神經以達到止痛
　效果，所以用藥後，患者會出現昏昏欲睡、噁心嘔吐、血
　壓下跌等副作用，痛楚本身便是對抗這些副作用的天然方
　法。因此，如在痛楚輕微或沒有痛楚的患者身上繼續使用
　強效止痛藥物，情況猶如那些沒有痛楚的濫藥者使用海洛
　英（heroin）[1]一樣。藥物除了影響精神狀態，也可能抑壓
　濫藥者的呼吸，引起缺氧，甚至致命。因此，我們使用強
　效止痛藥物時一般只會把劇痛控制到可接受程度，之後再
　由醫院給予更合適類別的止痛藥物，這是更安全合宜的治
　療方案。

　　話題扯遠了，我當晚最後如何處理那個膝部位置骨折的女傷
者？我如常先替她檢查基本維生指數，同時指示患者家人準備一小
杯水以給予患者口服止痛藥物paracetamol[2]。雖然它對嚴重痛楚
的藥效不足，但卻有加強其他止痛藥物效力的功能。及早服食，可
減少其他強效止痛藥物的使用劑量。

　　接下來我給予她稱為methoxyflurane[3]的揮發性吸入式止痛藥

----

1. 海洛英（常被俗稱「白粉」的藥物），跟嗎啡一樣同是鴉片類止痛藥物的一種。
2. 最常見的名稱為 Panadol，也常被稱為 acetaminophen。是最普遍的止痛退燒藥物，但科
　學家仍然未能完全解釋其運作藥理。總括而言，它是最安全的止痛藥物之一！
3. 這常被稱為 Penthrane 或 Penthrox 的澳洲「土炮」止痛藥物，於電視實況節目 *Bondi Rescu*
　中被悉尼 Bondi Beach 的救生員經常使用而廣為大眾認識。近年，此藥物也開始被英國和
　台灣的院前救護服務所應用。

物。它的麻醉功效（anesthetic）能使患者的肌肉放鬆，對骨折和脫臼情況頗為有效。使用者一般透過吸入器（inhaler）進行七至十次呼吸，吸入藥物後便開始生效，同時，當使用者暫停使用數分鐘後，藥效便會解除。它快速又短暫的藥效非常適合用於脫臼關節復位治療，是澳洲救護工作時常用的藥物。這兩種藥物對脈搏和血壓的影響較少，排除禁忌症後便能盡快使用。我一邊口頭教導傷者吸用 methoxyflurane 的方法，同時進行「種豆」程序以給予更強力的止痛藥物。由於傷處劇痛，她根本感受不到「種豆」引起的不適。十數秒內我已完成「種豆」，同伴也同時協助我獲取了傷者的血壓和脈搏讀數。

程序麻醉

於我而言，鴉片類藥物一定是第一線使用的強效鎮痛藥物。於維多利亞救護服務，我們持有的鴉片類藥物有嗎啡（morphine）和芬太尼（fentanyl）兩種[4]。我一般傾向為骨折傷者注射嗎啡作止痛治療，因為它對大部分痛症都非常有效。考慮到現場跟醫院的距離和路程的顛簸，這大概是最合適的選擇。可惜眼前的傷者對嗎啡有過敏反應，只能改用芬太尼。雖然兩者同屬鴉片類藥物，而且引起嘔吐噁心和影響血壓的副作用較少，但芬太尼的藥效較短，只有嗎啡的一半，代表傷者需要較頻密地使用額外劑量。怎也好，芬太尼的靜脈注射也有三十至六十分鐘的藥效。去醫院的三十分鐘車程內，我以每五分鐘 50 mcg 的方式為傷者注射了共

---

4. 雖然芬太尼的藥效是嗎啡的一百倍，但實際使用上沒有分別。因為澳洲醫院常用的注射用嗎啡每樽為 10 mg，而芬太尼則是 0.1 mg，因此其實是相同的藥效劑量。

300 mcg 的劑量（等同 30 mg 嗎啡）[5]。雖然已配合 paracetamol 和 methoxyflurane 使用，但她的痛楚程度只是輕微減少。除了以人工方式支撐傷肢，我根本無法移動傷處作任何固定處理。由於患者體形龐大，我也召喚了額外兩隊救護員到場協助傷者撤離（extrication）。期間我為傷者覆檢，發現其傷肢腳掌明顯比另一邊冰冷，而且出現麻痺情況。這暗示血液循環可能正在惡化，患者急需更有效的止痛方案以助進行針對性治療（為傷肢牽引復位），從而改善患處的血液循環。

程序麻醉（procedural sedation）是醫院內頗為常見的麻醉應用。這是指醫生施行入侵性或引起劇痛的治療程序前，透過藥物使患者「輕輕淺睡」以協助處理病況。這也是澳洲的院前醫療經常使用的麻醉方式之一，正如上文談及的 methoxyflurane 也是澳洲救護員常用的藥物。只是這個案傷勢所引起的痛楚太嚴重，我需要使用更強力的藥物。

維州救護員能使用 ketamine（俗稱「K 仔」的氯胺酮藥物）藥物來麻醉因濫藥而嚴重焦躁失控的患者，以及那些普通麻醉藥也未能安撫下來的患者。Ketamine 本身是一種分離性的麻醉藥物（並非透過抑壓中樞神經達至止痛效果），令使用者的精神和身體痛楚感覺分離。這種獨特藥性能引起迷幻感覺，所以被人以「毒品」方式作不法用途和濫用。從醫療角度而言，它卻是非常有效的止痛麻

---

5. 根據救護經驗，絕大部分的簡單骨折只需約 10 mg 嗎啡的劑量便能使痛楚初步處理至可接受範圍（tolerable pain）。一般澳洲病房使用的嗎啡劑量是每一至兩小時給予 1 至 2 mg，但我當天於到場後的半小時內合共給予了 300 mcg 芬太尼（等同 30 mg 嗎啡），可是傷者的痛楚仍未受控，可見痛楚程度非常嚴重。

醉藥物！因此，我向控制中心的深切治療資歷救護員要求授權使用 ketamine 為傷者止痛。

　　排除各種禁忌症（contra-indications）後，我獲授權使用 ketamine。由於這藥物能引起幻覺這副作用，我刻意指示在場的傷者家人調暗燈光並減低説話聲浪，同時引導傷者幻想自己正放鬆於陽光與海灘之中。上述行為看似是無關痛癢，但其實能減低傷者復原時可能出現的精神錯亂。先後給予兩次合共 40 mg 的 ketamine 注射後，她終於平靜下來。我沒有使她完全昏迷，只是剛好處於能被聲音喚醒的昏睡狀態（rousable drowsiness），使我們可以順利處理其骨折並送上救護輪床。

　　初步處理好劇痛後，在場多位救護員的協助下，我們把傷肢牽引（traction）至略為拉直。由於傷處接近膝蓋，我們沒有強行使用牽引夾板為傷處作固定處理，以免傷勢加劇。雖然傷處仍有約 20 至 30 度的向前拗曲，但其傷肢末端血液循環已明顯改善。除了重新恢復傷肢腳掌上的遠端脈搏，麻痺感也開始改善過來。我們透過氣墊床褥，以脊椎板作斜台輕鬆地把傷者安全穩定地拖上救護輪床。

　　雖然 ketamine 非常有效，但它的藥效於靜脈注射下只有五至十五分鐘。因此使用足夠的基層鴉片類止痛藥物非常重要，給予 ketamine 後也不等於可以停止使用原先的止痛治療。送院期間，患者的清醒程度會隨著 ketamine 的藥效過去逐漸恢復。為了讓傷者保持舒適，我於這二十分鐘的車程中再給予額外 50 mcg 的芬太尼。世界衛生組織曾指出，醫護人員給予合適的止痛治療是確保人權的行為，也能改善病人的感覺經歷！

　　近年開始也有研究指給予嚴重創傷患者合適的止痛治療能減低該傷患所引起的慢性痛症（chronic pain）的嚴重性，所以，各位急症同業處理痛症時進取一點吧！

本篇參考資料：

1. Rivara, F. P., Mackenzie E. J., Jurkovich G. J., Nathens, A. B., Wang, J., & Sharfstein D. O.（2008）. Prevalence of pain in patients 1 year after major trauma. *Arch Surg, 143*（3）,282—287. doi: 10.1001/ archsurg.2007.61

啟動平安鐘的長者
——胸口不適

全球各處都有類似「平安鐘」的求助系統，長者在身體不適或需要援助時按下隨身按鈕，求助訊號會即時傳送到中介公司。中介公司然後會嘗試聯絡求助人確認狀況，在需要時（或未能聯絡到對方時）便代為聯絡相應的緊急救援服務求助。澳洲也有類似的系統，我在救護工作間也經常處理這類型的求助。

事實上，中介公司因未能聯絡按下鈕鍵求助的長者而召喚救護車是這類個案中最常見的原因。我任職的部門中，這類召喚曾經被定義為緊急調派級別。雖然它意味著長者有可能因嚴重病況而未能走到電話旁接聽，但統計數據卻顯示大部分個案並非如此。就算長者的病況真的需要送院治療，當中真正需要以緊急級別送院的機率低於百分之一。錯誤地以緊急級別調派救護車前往現場，除了增加路面使用者遇上交通意外的風險，也延誤了急切患者等候救護車到場的所需時間。後來部門依據內部統計數據把這類個案降級為次緊急級別。

某日中午，我前往協助一名啟動了「平安鐘」卻未能聯繫上的九十三歲獨居長者。抵達現場，長者沒有為我們開門。我依據中介公司給予的資訊，在大門外的花盆下找到大門鑰匙並進入屋內。記得貌似疲倦的他正在睡房休息，但正午時分仍睡夢在床顯然有點奇

怪。初步問症，他跟我說自己曾於清晨上廁所時感到短暫的胸口痛楚。他如廁後回到床上睡覺，痛楚隨即消除。然而早上起床後，胸口又再次出現不適感覺，因而按下「平安鐘」按鈕求助。

初步問症無果

我如常為長者檢查問症，一邊量度維生指數，一邊了解其對痛楚的形容。我問了以下問題：

一、痛楚類型：例如刺痛、酸痛、刀割般痛、隱隱地痛等。

二、能否用手指精確地點出（pin-point）痛楚源的位置，還是大範圍式痛楚。

三、身體姿勢或動作會否改變痛楚程度。

上述資訊全部也能為診斷帶來方向，可惜面對腦退化症的長者，這些對痛楚的形容都非常模糊。他連痛楚何時開始發生等的病史資訊也未能說清。

我們一般是依靠病歷和病史做初步診斷，然後透過檢查來確認或排除狀況。不過，這方法在這個案中顯然是不可行的，我們只可以單純地透過身體檢查尋找明顯的異常作治療方案的依據。年長患者較常出現這情況，由於老化使身體機能退化，他們不適時經常伴隨一些不明確的（non-specific）徵狀，增加判症難度，加上不少長者都有腦退化症，因而未能清楚形容病史或病況。所以要準確地為此群患者做診斷是一個挑戰。在院前救護環境中，我們沒法進行

驗血或各類型的掃描檢查，診斷和治療的依據很多時也只是根據有限資訊所作出的粗略估計（rough guess）。

胸口不適的常見原因如下：心臟問題、焦慮緊張、呼吸道問題、消化道問題、肺栓塞、胸肋位置的軟組織發炎等。心肺問題引起的不適大概是上述各原因中最嚴重的，所以我的檢查方向是要先重點排除此問題。雖然心電圖未能完全排除心肌梗塞的可能性，但這始終是確認嚴重心肌梗塞的最快捷方式。我為長者的胸腹不同位置貼上十個心電圖電極貼片，大約一分鐘後，儀器便能列印心電圖給我們判讀。縱使心電圖上看不見代表心肌梗塞的徵象（ST 段上升）[1]，卻見到因缺氧而起的急性波形改變（ST 段下降）[2]。

當作最嚴重的情況處理

醫護人員處理胸口不適時普遍應用 pay-off 原理，即是先把患者當作最嚴重的情況處理。因此，我們先把這個案先當作冠心病處理。最基本的治療如下：

一、減低活動和安撫患者以降低心率和血壓，從而減低心臟負荷和氧氣需求。

---

1. ST 段上升（ST elevation），因心臟肌肉壞死而影響局部區域的心率電流傳遞，從而影響心電圖的上段波形。檢測同一心臟位置時如有兩條或以上的導極也顯示出相同的 ST 段上升情況，便代表該心臟位置出現急性心肌梗塞。例如：心電圖上的導極 II、III、aVF 也是檢測心臟底部位置。如果當中至少兩組導極同時出現 ST 段上升，便代表患者的心臟底部出現心肌梗塞。
2. ST 段下降（ST depression），因心臟肌肉缺氧而影響局部區域的心率電流傳遞，從而影響心電圖的上段波形。

二、給予藥物阿士匹靈（aspirin）予患者咬服。考慮到冠心病是由於血管阻塞所引起，這藥物能從根本減慢病情惡化[3]。

三、給予俗稱「脷底丸」的硝酸類藥物[4]。它是一種血管擴張藥物，能透過降低血壓減輕心臟負荷和氧氣需求。

四、給予合適的止痛或止嘔藥物，從而紓緩不適症狀導致的焦慮感，和其引起的額外心臟負荷。

只要使用適宜，上述治療的副作用非常有限。如果真的是冠心病，適時快速的治療能對病況的預後有正面影響。就算及後發現病因並非冠心病，它們也不會為患者帶來什麼嚴重副作用和併發症。平衡風險利弊後，pay-off 是最合適的決定。

由於該名長者的胸口不適情況非常輕微，我沒有過於進取地使用上述多種藥物作治療。排除禁忌症後，我先使用阿士匹靈為第一線治療。這決定主要是基於其藥效特性，而且十分安全（過往大眾普遍使用阿士匹靈處理頭痛，但其實處理頭痛所使用的劑量遠比處理冠心病用的劑量還要高）。因為其血壓沒有異常的高（甚至比我預期的低，只有 115/60 mmHg），我沒有利用藥效快速強烈的藥丸方式給予硝酸類藥物。我使用貼片方式給予該藥物，雖然透過皮膚吸收的方式會使藥效緩慢，但對於年老長者，這方式引起血壓

---

3. 阿士匹靈屬於非類固醇類消炎藥物。除了消炎止痛的功能，也有抗血小板集結的功用，從而減慢阻塞血管的血栓形成。

4. 三硝酸甘油脂類藥物，英文藥名可稱為 trinitroglycerin、glyceryl trinitrate、nitroglycerin 等。

大幅驟跌的風險較低。當同伴仍在準備輪椅和救護輪床等撤離裝備時，我給長者進行「種豆」程序以備不時之需。當然，我們還做了更多的檢查以排除其他能引起胸口不適的潛在病因。

送院「通波仔」

送長者上救護車後，再次為他檢查，他告知我們痛楚感覺已經消除。由於維生指數正常和沒有任何症狀（asymptomatic），前往醫院期間，我們只繼續觀察，沒有進一步給予額外治療。長者抵達急症室時如常地被當值護士分流，護士根據病史、維生指數和當時的心電圖結果初步判定他為第三級別的緊急[5]。護士於電腦按下確定鍵前，我從口袋裡拿出送院前為長者讀取的心電圖並說出心中的擔憂。當值護士看罷，便把它交給身後的急症醫生檢查，並隨即把個案級別改為屬於危急的第二級別。接下來就是如常地向接收長者的醫生護士交代病況。事後跟進，長者最終被診斷為非 ST 段上升的心肌梗塞[6]，而且在到達醫院後的一個小時內接受「通波仔」手術。

雖然心電圖對於判定心臟問題有極為重要的作用，但也有其限制。心電圖本身就如拍攝心律電流的照片，只能記錄拍照一刻的心律情況。它無法記錄拍照前或拍照後的心率改變，所以每當病況改變時也應考慮覆檢心電圖一次。在本個案中，長者在胸口仍有不適

---

5. 澳洲醫院的急症室會把求診或者分為五個級別：第一級，命危；第二級，危急；第三級，緊急；第四級，次緊急；第五級，非緊急。執筆之時，據悉香港的急診室也是使用類似的分流系統。

6. 非 ST 段上升的心肌梗塞（non-ST elevated myocardial infarction），常被簡稱為 N-STEMI 或 non-STEMI。簡單而言，它是指一些沒有於心電圖波形上顯示 ST 段上升的心肌梗塞。

時出現了異常的心電圖，但徵狀消除時心電圖卻回復正常。這種轉變暗示心臟肌肉的缺氧情況不斷改變，可能是由於阻塞血管的血栓在聚結同時也在分解。假如分解的速度比聚結慢，患者的心臟血管便可能出現嚴重阻塞，導致急性心肌梗塞。適切的進一步檢查和治療，對於提高生存率和復原非常重要。回想起來，如果我到場時沒有記錄下心臟缺氧的心電圖，醫院便可能要等待長者的驗血報告或心臟血管再次出現阻塞和缺氧狀況時才能發現問題了。

都市人常見的痛症 ——偏頭痛

頭痛是現代都市人最常見的痛症之一，世界衛生組織更表示差不多每人都會偶爾出現頭痛問題。

幾種常見的頭痛類別

頭痛分多個種類，以下幾種是較為常見的頭痛：

一、緊縮性頭痛（tension headache）

- 最常見的頭痛種類，痛楚感覺如被頭箍緊扣頭部。

二、叢發性頭痛（cluster headache）

- 最痛的頭痛類型之一，通常是在眼部周圍位置發生的單側強烈頭痛，並在一定時間內反覆復發。發作過後通常會出現一段完全沒有頭痛的緩解期（一般數月至數年不等），然後再次出現頭痛反覆復發的週期。

三、偏頭痛（migraine）

- 除了嚴重頭痛外，還可能包含一系列徵狀（例如噁心、嘔吐、説話困難、身體麻痺、對聲音或光線敏感等）。

四、寶性頭痛（sinus headache）

● 由於鼻竇內壓力積累過高而引起（如鼻竇炎發作）的頭痛，患者的眼窩附近、臉龐、額頭位置可能會出現悶脹不適。

上述只是簡單和粗略地描述幾種常見的頭痛類型。頭痛種類繁多，實際工作的時候，救護員絕少為頭痛做診斷分類，我也自問沒有這方面的知識和能力。話雖如此，頭痛不適卻是救護工作頗常面對的內科症狀之一。

某個風和日麗的下午，本應是十分適合前往海灘或郊遊的天氣，偏偏遇上我的值勤日。記得同伴剛完成填寫病人治療紀錄，我本打算站在救護車外的藍天下思考「究竟是誰發明上班」這人生哲理的時候，就因為同伴於救護車上的電腦按下「可調派」（available）的按鍵，未幾便被以次緊急級別派往處理一名頭痛的四十二歲女患者。

頭痛相關的鑒別診斷

當天的同伴是個入職不足一個月的救護畢業生（graduate paramedic）。身為他的臨床導師（clinical instructor），我在前往現場期間問了他一些頭痛相關的問題，既為他早作心理準備，同時確定他是否有能力檢查和治理患者。我問：「請給我一些頭痛相關的鑒別診斷，特別是那些危急的情況。」

「出血性中風、蜘蛛網膜下腔出血（subarachnoid hemorrhage）、頭部創傷、腦膜炎（meningitis）、腦癇發作前

兆等也是緊急甚至能致命的狀況。脫水、休息不足、腦部腫瘤（brain tumor）、感冒或鼻竇炎等也可以引起各種不同的頭痛。當然，患者本身也可能有各種不同的慢性頭痛病歷。」同伴回答。

我一邊駕駛一邊回覆：「正確！頭痛本身可以是其他病況的表徵，例如你說的腦出血或腦部感炎等。排除這些危急狀況，我們便可以把它當作普通頭痛處理。詳細分辨各類型的頭痛是醫學診斷（medical diagnosis），需要配合不同的檢查或掃描，一般不是院前救護的執業範圍（scope of practice），我們的知識也未必足夠。如果患者正出現你先前所說的種種危急狀況，我們便依照這些引起頭痛的根本病因（underlying issue）作相應的針對治療。如果患者只是簡單頭痛，我們又該如何處理？」

普通頭痛的處理

「盡量避免使用強效的鴉片類藥物處理痛楚，部門指引也指出它們對頭痛的效用未必顯著。除了自身的副作用，它們更可能延誤偏頭痛患者的復原（delayed recovery）。口服撲熱息痛（paracetamol）[1] 是最合適的第一線藥物，然後視乎頭痛類型給予額外藥物或治療。如果是偏頭痛則可給予丙氯拉嗪（prochlorperazine）[2] 的肌肉注射，如果是叢發性頭痛則可以給予氧氣治療，如果是脫水則給予輸液等……假如上述止痛方式效用不足或患者對相關藥物過敏，可考慮使用 3 毫升 methoxyflurane 或

----

1. 香港一般定義為 Panadol 類的藥物。
2. 一種運作於神經系統的嘔吐暈眩藥物。

100 至 200 mcg 的芬太尼（fentanyl）鼻噴劑等短效止痛藥物[3]。」同伴回答。

　　我再略為補充：「嚴重頭痛是一種很常見但頗複雜的徵狀。當一般家用治療無效，便應前往醫院做進一步檢查找出成因。有效的治療方案因人而異，所以救護員的責任並非要根治患者的頭痛問題，而是送患者前往醫院期間作出合適治療以暫時紓緩徵狀。處理頭痛時一定要緊記，如果患者以雷劈（thunderclap）或一生中最嚴重（worst in life）等方式形容其突發（sudden onset）的頭痛，而該痛楚於數秒或數分鐘內急劇惡化，你一定要考慮頭顱內出血的可能！」

　　身為臨床導師，我經常會借不同的救護個案為畢業生溫習。他們欠缺的是實戰經驗和實踐知識的能力，事前討論（pre-briefing）能協助他們把理論聯繫和應用到現實。這時救護車已經駛達患者的家門前，我和同伴一同踏入個案現場。緊隨著患者家人的步伐，我們走到窗簾緊閉而且暗黑的患者房間。當時第一個感覺是除了看不清周遭，也懷疑患者是否有畏光（photophobia）這神經徵狀。我不發一言，只專心留意和評核同伴如何檢查和治理患者。

畏光的患者

　　女患者不斷呻吟，說燈光會增加其痛楚並堅持要讓房間維持黑暗，同伴只好非常有耐性地摸黑做檢查。然而在沒法看清她的樣貌膚色情況下，別說是治療，根本什麼也檢查不了。我只好平靜果斷

---
3. 各止痛藥物已於〈痛和止痛──骨折〉一文中作解說，所以這裡不重複敘述，詳見有關文章。

地説：「我明白你劇痛難受，也明白燈光會使痛楚惡化。但如果我們看不清楚你，根本沒可能完成檢查，也無法給你任何止痛治療。待會前往醫院時，你始終要離開房間到外面世界，還是一樣會引發頭痛。你情願我們不給任何止痛藥物便帶你到陽光燦爛的戶外，還是快速檢查後略給你一點止痛藥物才外出？我們不想強迫你，但你也要協助我們去幫助你啊。」

　　説罷，我給了她一條毛巾遮蔽眼睛。從事醫療專業，除了耐性溫柔，壓場能力也很重要。傷病者很多時都沒有專業的醫療知識，未必知道自己真正所需的檢查或治療護理。我們一般會盡量給予他們資訊作合適決定（informed decision），但有些時候也要武斷（assertive）一點帶出適合的方向。以這個案為例，如果我不給予她一點壓力，我們很可能會在漆黑的現場中浪費大量時間，什麼也做不來。我討厭這樣，可惜有時卻是必需。讓患者有心理準備後，我打開房門讓走廊的光線間接照入房內，雖然不是太光但已足夠協助我們做檢查。

　　同伴一邊檢查女患者的維生指數，一邊問症。指數屬於正常範圍，患者除了頭痛、畏光和暈眩外便沒有其他不適。她報稱沒有任何頭部受創的病史，當天的病狀跟過往病發的情況相近，認為是另一次偏頭痛發作。話雖如此，同伴仍繼續檢查並排除如口齒不清、面癱、半身乏力等中風徵狀。始終過早做診斷很容易引起錯誤判症，對患者預後造成傷害。其實偏頭痛患者也有可能出現猶如中風的神經科病狀，因此偏頭痛患者出現中風時有可能因誤會只是偏頭痛發作而延誤求醫。於救護角度，我們因為無法進行腦掃描排除或確認中風情況，一般也會當作嚴重的中風來處理。幸運地，眼前患

者並非這類情況。除了要排除中風外，頭痛和畏光是腦膜炎常見的徵狀之一。不過，由於她沒有「頸梗」（neck stiffness）、發燒或身體起疹的徵狀，我和同伴也認為腦膜炎這診斷的可能性不高。

同伴得知患者於病發前後都沒有服用任何止痛藥物，便打算按先前所說的給予她口服 paracetamol 和 prochlorperazine 肌肉注射止痛。雖然在這患者身上使用該兩種藥物絕對正確，但我仍刻意問同伴 prochlorperazine 的禁忌症（contraindications）[4]。我想確定他知道如果在腦部出血的患者身上使用該藥物，有可能導致其清醒程度急劇惡化，畢竟腦部出血是其中一個引起嚴重頭痛的原因。知道何時能使用藥物重要，知道何時不能使用更為重要！

混合非類固醇消炎藥物處理偏頭痛

患者於用藥後的數分鐘仍因頭部劇痛而不願移動身體坐上輪椅，同伴向我請示進一步給予其他止痛藥物。然而，因為肌肉注射的藥效一般要十至十五分鐘才開始發作，所以還是叫他先等一會，同時問患者家中有否如 aspirin、ibuprofen、diclofenac、naproxen 等非類固醇消炎藥物（non steroidal anti-inflammatory drug, NSAID）[5]。此類藥物會增加胃酸分泌，容易引起胃痛、胃酸倒流、胃潰瘍等，因此醫生一般同時處方胃藥或建議飯後服食。非類固醇消炎類藥物的運作模式跟 paracetamol 和

---

4. 禁忌症即是患者於特定情況下使用該藥物會引起嚴重反效果或副作用的情況。

5. 這類消炎止痛藥物於澳洲藥房無需醫生處方也能購買。以 ibuprofen 為例，其實它正是廣為香港人認識的日本藥物 Eve 的通用藥名（generic name）。

prochlorperazine 不同，將上述幾種安全性高的藥物配合使用是處理偏頭痛的常見療法之一。確認過她的家中有 ibuprofen 後，我便建議她同時服用 ibuprofen 止痛。一直以來，我對於偏頭痛個案使用更強效的藥物一向有保留。

也許是數分鐘後藥效開始發作，又也許是心理作用，患者說感覺好了一點。把她送上救護車的途中，我看到她乾涸的嘴唇。考慮到輕微脱水也是頭痛的常見原因之一，便指示同伴給予 500 毫升的生理鹽水輸液。為沒有心臟或腎功能障礙的患者進行輸液的風險有限，卻可排除脱水引起的不適。我們到達醫院時，她的頭痛已經明顯改善。除了不再持續呻吟，也沒有繼續以毛巾遮蔽雙眼。

同伴把患者送院後問我偏頭痛的病理，也問我為何止痛藥 prochlorperazine 在沒有噁心嘔吐的偏頭痛患者身上能有止痛功效。這些的確是很好的問題，但這都是科學家仍未能完全解釋的問題。偏頭痛的病理普遍被認為是腦血管擴張和血液供應增加所引起，然後再觸發其他的神經反應。Prochlorperazine 本身能透過阻隔多巴胺受體（dopamine receptor）影響身體對痛楚的感受（pain perception），因此我估計這便是該藥有效的原因吧？自問對痛楚種類和特徵認識有限，情況就如本文初段所說：「救護員絕少為頭痛作診斷分類呢！」

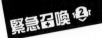

本篇參考資料：

1. Ambulance Victoria.（2020）. *Clinical Practice Guidelines - ALS and MICA Paramedics*（4.0.0 ed.）. Retrieved from https://www.ambulance.vic.gov.au/wp-content/uploads/2020/11/avcpg_November_2020.pdf

2. MedlinePlus.（n.d.）. Tension headache: MedlinePlus Medical Encyclopedia. *MedlinePlus.Gov*. Retrieved January 18, 2021, from https://medlineplus.gov/ency/article/000797.htm

3. World Health Organizations.（2014, February 11）. Headache disorders: How common are headaches? *Who.Int*. Retrieved from https://www.who.int/news-room/q-a-detail/headache-disorders-how-common-are-headaches

充滿未知的個案
——顱內出血

　　救護工作和醫院工作的其中一個大分別，就是前者未知性（uncertainty）較大。由於私隱原因，救護的電腦系統無法聯繫醫院獲取傷病者的醫療紀錄（至少香港和澳洲皆如此），我們也沒有進階的掃描檢查儀器。遇上昏迷不醒的患者，救護員只能依靠表面檢查做判症。雖然我們可以透過患者日常的藥物種類來協助推斷其病歷，但並非時常可行。如患者在居住地以外的地方昏迷（親友家中、商場、工作地方和街上等），他們絕少隨身帶備所有的日常藥物。就算帶齊了，很多時卻是把沒標記的藥丸從原廠包裝抽出並放在一個大膠盒中，難於識辨。在醫院，醫護人員能透過患者身份證明文件上的姓名和出生日期確認其病歷。假如因不同原因而未能確認身份，藥劑師也能透過藥丸的顏色和形狀來確認藥物名稱和劑量，再推算患者的病歷。救護環境沒有這些配套，準確判症的難度當然會增加。

街上倒地後昏迷不醒的長者

　　某日，我又處理了一個充滿未知的「複雜」個案。大約下午五時，我和同伴忙得不可開交，本打算在醫院完成病人治理紀錄後便迅速駛回救護站用膳。豈料途中，我們又被派往處理一個在街上倒地後昏迷不醒的長者。到達現場時，見到長者正身處一棟住宅大

廈的梯階邊，有數名圍觀旁人站立在附近。側臥地上的患者以其手臂如枕頭般墊著頭部，身後有一名少女支撐其背部。在他頭部附近位置有一頂脫下的帽子放在地上，內裡放著一部手提電話、一個銀包、兩條鑰匙和一瓶盛載了貌似清水的汽水膠樽，他的身旁還有一袋水果，估計他應該是購物後正準備回家。

「有人認識這長者嗎？」我向在場各人詢問。可惜在場全部都只是熱心途人，沒有人能給予任何關於長者身份、病歷、病史相關的資訊。他們途經現場時已發現長者倒臥地上。由於長者的私人物品散落地上，途人在召喚救護車時替他略為執拾。患者的隨身物品中沒有車匙，估計眼前長者大概不如普遍澳洲人一般短途出入也會駕駛代步。無需依靠輔助工具步行外出購買日用品的長者一般自理能力頗高，普遍較為健康。膠袋內除了一些水果，也有一張附近超級市場二十分鐘前發出的單據，暗示長者二十分鐘前仍能如常從超級市場上的貨架揀選水果並付帳，眼前的昏迷很可能是突發性的。因為他的雙腿朝向梯階方向，除了內科急症引起昏迷，也要考慮他是否從梯階跌下導致腦部創傷引起昏迷。思考之時，我的同伴已經開始為長者量度維生指數。

雖然我一直以「昏迷」形容長者的清醒程度，但其實他並非完全沒有反應（unresponsive），形容他為出現異常的意識狀態（altered conscious state）較為準確。跟他做檢查時，他短暫地張眼望望我，然後轉身背向。平靜的他沒有任何焦躁的徵狀，就連我按壓其肩膊造成痛楚刺激時也沒有反應。他當時的行為反應就像不想理會我，以身體語言向我說：「別打擾我！」

是因為簡單酒醉？

經常在市中心範圍值勤的我，對眼前長者這種行為並不陌生。於 COVID-19 前，我每逢週末都處理大量這樣的患者。他們表面上是拿著盛載清水的器皿在街上遊走，實際上所謂的清水是純伏特加[1]。多年的經驗加上他身邊那盛滿清澈液體的膠汽水樽，不禁令我懷疑眼前長者是因為簡單酒醉所以引起現時眼前的表徵和行為。奇怪的是我沒有從他的呼氣中嗅到酒精類飲品的氣味，也絕少見到酗酒的人於酒醉前後購買水果這類健康食品，因此酒醉這診斷並不合理。我也考慮過會否是腦癇發作，但長者沒有出現發作後常見的脈搏過速或血氧略低，意識於發作後半小時也沒有任何改善的跡象，加上他沒有失禁的情況，故暫時排除了這假設。

其實病人評估（patient assessment）這工作程序早在觸碰患者前已經開始，救護員很多時會如偵探般透過環境資訊初步推斷病況。之後配合問症所得的資料，歸納出不同的初步鑒別診斷，然後再透過各種檢查來確認或排除這些診斷。初步的維生指數檢查和呼吸規律評估中，長者除了高血壓外便沒有其他異常。心電圖和血糖處於正常水平，因此可以排除心臟問題、呼吸道疾病、糖尿病、心律不整、低血壓或循環不足引起持續昏迷的可能性。然而，我更擔心導致血壓過高的成因（如腦出血等）會否是昏迷的主因。雖然頭部觸診過程間沒有發現血腫（haematoma），我卻見到長者的頭皮位置有輕微擦損（graze）和少量乾涸的血漬。

---

1. 酒精飲品。

頭部撞擊可導致腦出血，血液積累在頭顱骨內會令頭顱內壓上升（intra-cranial pressure），阻礙血液從心臟泵進顱內腦部。身體會代償增加血壓，以更高的壓力對抗顱內壓力，並把養分輸送往腦部細胞。清醒程度和意識狀態，可以因腦部環境轉變和氧分輸送減少而出現異常。當腦壓過高並影響腦幹位置時，更會影響呼吸速率和節奏。其他如頭痛、焦躁不安、噁心、持續嘔吐、瞳孔大小不一等也是常見症狀，在此便不一一詳細解說了。總括而言，雖然眼前長者沒有出現所有腦部出血的典型症狀，但我仍把個案初步診斷為懷疑腦部創傷出血，因為這是當時最合理的解釋。就算無法獲取長者的病歷和有否使用薄血藥物的紀錄，我們仍可根據他的年齡而假設他是容易出現腦部出血的高危群組。老化（aging）的過程會減低身體的水分比例，腦部體積因水分散失而逐漸減小。頭顱骨內腦部外的空隙因而增加，因此腦部受創時容易出現較大的搖晃，增加受傷出血風險。然而，我們無法確定長者是因倒地才撞傷腦部，還是因腦出血才跌倒地上。無論如何，兩者的處理方法也是一樣——盡快送往創傷中心或設有二十四小時腦神經外科（neuro-surgery）服務的急症醫院[2]。

盡快送院

我當天的女同伴身形纖巧細小，估計不足四十五公斤，而略為瘦削的我體重也只得約六十公斤。那麼，我們如何能夠把約九十公斤重的長者從地面搬上救護輪床並送院？

---

2. 如創傷中心位於四十五分鐘車程外的範圍，便送往附設二十四小時腦神經外科服務的急症醫院。如果兩者皆沒有，便送往最接近並設有腦神經外科服務的急症醫院。

我指示同伴為撤離做準備，自己則以通訊器聯絡創傷中心交代長者病況和要求對方提前準備。當我完成無線電通訊後，同伴已準備和擺放好所有需要的撤離裝備。我們首先把脊椎板（spine board）放置在長者身旁，然後指示旁人協助把數塊細滑動膠板（slide board）放置到長者和脊椎板中間的位置作橋樑，再把搬移床單覆蓋在幾塊滑動膠板上，以減少移動長者時出現的磨擦阻力。當我們把長者再次平放地面時，他已躺在搬移床單和半邊的滑動膠板上。我和同伴輕輕一推，已把長者安全搬至脊椎板的正中位置上。接下來我們把長者連同脊椎板以先前的方式，透過搬移床單和滑動膠板把他輕易地移動到已放氣的氣墊咕啞（air cushion）上。最後我把救護輪床降低和放到長者身旁，然後透過電動充氣的氣墊咕啞把長者和脊椎板升高至跟輪床床褥水平一樣的高度，再輕易地把長者連同脊椎板橫移到救護輪床上。把輪床推上救護車前，我把脊椎板從長者背部拿出以確保患者躺臥舒適。

　　上述的過程看似複雜，但實際操作只需數分鐘的時間。過程更不會為救護員的腰背和身體帶來太大的重量和壓力，大大減少因失誤而使傷者或救護員受傷的風險和嚴重性。從到場直至救護員把傷者送院，前後只是大約二十分鐘時間。送院期間我為長者「種豆」，除此以外便只能從旁觀察。始終他能自己維持著暢通的氣道，呼吸和循環狀態一切如常，沒有明顯痛楚不適，根本沒有什麼需要即時處理的問題。我曾經考慮過為他戴上硬頸套，但又擔心頸套反而引起患者不適，使他焦躁不安而無法安全送院。根據個人經驗，腦部出血的患者可以很平靜，可是一旦有什麼觸發到他們的焦躁，最後很多時也需要使用藥物麻醉鎮靜，而這些藥物普遍會引起處理腦出血個案時需要避免的血壓下跌副作用。畢竟長者舒適地平躺著，只要他靜止不動便不會使潛在的頸部傷患惡化。一動不如一

靜，我最後決定在患者頭部兩邊各放一個毛巾卷（rolled towel），防止他的頭部向兩側移動。

　　由於當天事發在週五的下班時間，交通非常擠塞。我們最後花了大約二十分鐘才抵達創傷中心，長者除了血壓過高外，病況維持穩定。於搶救室中跟醫生護士交代病情後，醫院護士替長者戴上硬頸套。他未幾醒來並開始掙扎嘗試離開，無論如何安撫也無效。期間長者沒有說過一句話，我們也無法確定長者是否明白我們說的任何一句話。我沒有繼續在場觀看，只慶幸自己沒有堅持為他戴上硬頸套。匆匆完成病人治理紀錄後回到搶救室，見到長者已被麻醉插喉。醫生跟我說，腦部掃描顯示長者大腦出現嚴重出血。因為出血太嚴重，醫生決定只進行保守性治療。直白點說，即是已經沒有什麼有效的治療方案，只好讓他舒適地走最後一段路……

轉院運送
——敗血症

　　很多人認為私家醫院比公營醫院有更好的質素，我一向對這個觀點有保留。簡單而言，如果是非即時致命的傷病情況，私家醫院的確有較低患者比例的絕對優勢，患者一般能夠較快得到治療，而且得到較多的醫護人員關注。

　　但如果是即時致命的嚴重病況，情況未必一樣。例如嚴重創傷的患者，需要送往創傷中心進行各種緊急的專科手術治療。私家醫院不會有同樣級別的二十四小時專科手術服務，數十分鐘的延誤對於這群嚴重患者而言足以影響生死結局。這也解釋了為何全球大部分的創傷中心也是屬於公營醫療體制下。當然上述例子只是片面，並不能反映全部狀況。

　　於澳洲而言，情況更加明顯。大部分罕見專科病症患者，也是由專科醫院（例如：兒科醫院、婦科醫院、眼科和耳科醫院、癌症醫院等）跟進和治療，加上最昂貴的檢查儀器普遍只於公營醫院內出現，公營醫院一般是最適合治療嚴重患者的地方。我經常說，如果他日我急性中風、心肌梗塞、嚴重創傷或急性內出血，必定要把我送往最近最合適的公營急症醫院。當公營醫院把我的病況穩定下來後，才考慮把我轉到私家醫院休養復原。

　　我曾處理一個轉院個案，患者因感染召喚救護服務，並堅持要求前往某私家醫院求診。不過由於該醫院沒有急症室服務，救護員只能把他送往附近的公營醫院急症室。患者接受急症醫生的初步檢查後，被建議留院治療。患者因為持有私人醫療保險，家屬要求安排轉他往附近的私家醫院跟進，我便是當晚被派往負責二次轉移（secondary transfer）的救護員。

　　記得護士在急症室內跟我交代患者病況：「七十二歲長者出現尿道感染症狀，尿頻、尿臭、排尿時感到刺痛、腰側位置疼痛、發燒和四肢乏力等。他的脈搏略快、血壓略低、呼吸略快和血氧略低，加上血報告的異常，醫生把個案診斷為尿道感染並出現趨向敗血（septic）的情況。」

敗血症轉院，危機四伏

　　敗血症的臨床表徵一般為脈搏過速、低血壓、呼吸過速、血氧過低和發燒。說實在的，眼前患者已出現了上述所有症狀，幸而他的維生指數並非極端異常（extremely abnormal），只是剛好超越正常範圍。得知病歷和初步檢查後，我認為患者情況尚算穩定。比對醫院的紀錄文件和患者留醫期間的維生指數趨勢，我發現他的指數正在緩緩轉差，不過估計他的病況於轉院所需的五分鐘車程內急速惡化的可能性不大。

　　話說回來，什麼是敗血症？人體的免疫機制一般能有效對抗致病原的入侵，並把感染局限於特定器官內，例如肺部感染只出現於呼吸系統、尿道感染只出現於泌尿系統、腸胃炎只出現於消化系統等。不過當感染太嚴重，身體的免疫系統就會無法把致病原控制局

限在特定系統內。致病原隨後透過血液循環系統傳播到身體各處，觸發各處細胞分泌發炎介質（inflammatory mediators），然後這些發炎介質又引發身體器官出現大規模發炎反應，最後形成敗血症。基於敗血症的病理，它頗常被俗稱為血液感染。

血管出現發炎反應，血管壁會出現放鬆擴張，而且增加滲透度，進而影響血液循環。所以低血壓於敗血患者身上並不罕見，過快的脈搏則是代償血液循環不足的表徵。血液的帶氧能力也會因為發炎介質的影響而降低，但身體細胞的氧氣需求卻因感染而增加，從而使身體細胞出現缺氧並引致酸中毒。除了上述徵狀，敗血個案偶然也會出現因為感染而引起的全身發疹。在嚴重個案中，患者甚至出現多個器官衰竭。敗血症的院內死亡率可以高達50%，而每小時的治療延誤也會直接增加死亡風險。

檢查維生指數只能察覺表面問題，我也檢視了患者的血報告。雖然他血液的酸鹼度仍屬正常範圍，但已漸漸趨向酸中毒的方向，血液內的乳酸濃度也略為提升[1]。白血球數量如意料之內因感染而升高[2]，反映發炎反應的 CRP 數量也比正常數值高[3]。這一切都反

---

1. 乳酸（lactate）是無氧代謝作用（anaerobic respiration）過程中產生的副產物。跟正常的有氧代謝作用 （aerobic respiration）相比，無氧代謝能釋放的能量遠低於正常情況。

   如乳酸於體內積累，便暗示身體細胞需要以無氧方式進行代謝。它可能因為額外的能量需求而起（如：劇烈運動），也可以是細胞缺氧造成。

2. 白血球為身體對抗感染的免疫細胞，過高或過低的異常數目都暗示著感染的可能性（也可以是其他免疫系統問題所引起）。

3. C reactive protein, CRP（C 反應蛋白）。它是肝臟製造的一種蛋白，指數高低直接反映身體的發炎 （inflammation）狀況。讀數提升便代表發炎情況惡化，感染是其中一個可能原因。

映了眼前患者的感染狀況正進入臨界點。雖然患者並非必定即時惡
化，但明顯地他急需適切的進取治療以減慢或防止（如仍可能）惡
化。

私家醫院治療重症未必最合適

說實在的，我對患者轉往私家醫院治療的決定很有保留。因為
家屬深切渴求把患者送往私家醫院治療，急症室的醫生沒有如常地
即時開始抗生素治療，反而只安排把患者盡快轉院，並把治療決定
留給私家醫院的醫生。私家醫院跟公營的急症醫院不同，病房沒有
醫生或替補醫生二十四小時當值。如患者於非辦公時間入院，他們
通常要等候到翌日早上才有醫生診症。眼前這個趨向敗血的年老患
者情況危急，數小時的延誤足以使他惡化至不能逆轉的嚴重敗血休
克。

我只是一個人微言輕的救護員，重大的醫療決定從來不由我作
主。我只可以唯唯諾諾地接受指示，把患者送上救護車。雖然曾想
過為這名略為循環不足的患者在轉院途中進行鹽水輸液以補充散失
的水分，但考慮到距離目的地只有五分鐘的車程，而且為敗血症患
者進行輸液也有一定的風險，我最後決定只是盡快把他送往私家醫
院病房。

無驚無險地，我們一行人來到五分鐘車程外的私家醫院內科病
房。我跟當值護士交代患者病況後，詢問他當晚會否有醫生為患者
做入院檢查。意料之內，醫生翌日早上才會回到病房為患者檢查。

我嘆一口氣：「會考慮現在為患者啟動 MET call[4]，讓他即時接受檢查嗎？」

「患者有什麼嚴重問題嗎？」護士問。

我說：「患者現時的維生指數已處於 MET call 準則的臨界[5]。雖然表面的維生指數並不足以被界定為敗血性休克，但其血報告已初步反映有敗血情況。如果置之不理和延誤抗生素治療，他只怕會繼續惡化，最後很可能需要在夜半啟動 MET call 來獲取即時治療以穩定病況。反正最終結果一樣，怎麼不早一點啟動以避免非必要的惡化？」

我和同伴於上述對話後未幾便離開病房，並沒有跟進護士有否為患者啟動 MET call，反正現場已沒有我的事了。身為救護員在病房內說三道四，我實是多事。然而，我仍認為盡能力保障傷病者的福祉是每個醫護人員應做的。提出所見到的擔憂，便已盡了我的責任。結果如何我控制不了，也不是我能決定的。

----

4. Medical emergency team call, MET call。澳洲和多個地區的醫院體系也設有 MET call 類型的應變系統：當患者出現急症劇惡化或維生指數出現過度極端的狀況，病房中的醫護人員便能透過此系統要求醫生即時前往並進行即時治療以穩定患者。

   視乎醫院本身的體系和規模，MET call 中會有至少一名急症資歷或深切治療資歷的醫生（或同時各一）及護士，加上一名患者所屬的專科醫生參與。

   於沒有二十四時專科醫生或替補醫生當值的私家醫院，參與 MET call 的人員很多時候只有一名急症醫生或深切治療醫生（視乎該醫院的規模和擁有的專科服務）以及一名同科的護士。假若患者身處於沒有急症或深切治療服務的醫院，MET call 很多時便代表召喚救護車並把患者轉送至急症醫院。

5. 澳洲維多利亞的醫院有一系列啟動 MET call 的客觀準則。當維生指數超越特定範圍，或患者出現特定症狀，護士便需要啟動 MET call。

本篇參考資料：

1. Clinical Excellence Commission. (n.d.) . Sepsis Kills Program, *Clinical Exellence Commission*, Retrieved from http://www.cec.health.nsw.gov.au/programs/sepsis#sepsis-education.

2. Ferrer R, Martin-Loeches I, Phillips G, Osborn T, Townsend S, Dellinger RP, Artigas A, Schorr C, Levy M. (2014) . Empiric antibiotic treatment reduces mortality in severe sepsis and septic shock from the first hour: Results from a guideline-based performance improvement program. *Crit Care Med, 42,* 1749—1755

3. Kumar, A., Roberts, D., Wood, K. E., Light, B., Parrillo, J. E., Sharma, S., Suppes, R., Feinstein, D., Zanotti, S., Taiberg, L., Gurka, D., Kumar, A., & Cheang, M. (2006) . Duration of hypotension before initiation of effective antimicrobial therapy is the critical determinant of survival in human septic shock. *Critical care medicine, 34* (6) , 1589—1596.

4. Reinhart, K., Daniels, R., Kissoon, N., Machado, F.R., Schachter, R.D. and Finfer, S., (2017) . Recognizing sepsis as a global health priority—A WHO resolution. *New England Journal of Medicine, 377* (5) , 414—417.

手術室內進行的搶救
——氣胸

　　從事救護工作，我們經常需要控制混亂的現場環境。很多人認為最混亂的情況一定是發生在街上、患者家中、酒吧等地方，但各位又可曾想過手術室也是最混亂的救護工作環境之一？它的混亂並非指環境因素，而是在於人手上，即使有多名資深醫生在場，也沒有一人知道該如何處理病人，每人都各自進行自己認為重要的治療程序（或什麼也不做）。處理危急患者時，沒人承擔主診責任和執行控制鏈（chain of command）是常見的系統性錯誤，嚴重可間接導致傷病者病情出現不可彌補的惡化問題。我想強調這些醫生們並非不專業，只是很多時急症醫療不是他們的專科技能而已。突發的高精神壓力（high mental stress）容易使人失去全面的視野（holistic view），沒有接受足夠急症訓練的醫護人員很容易會進入管道式視覺（tunnel vision）而做出錯誤決定。某日我便置身在一個私家診所手術室內發生的混亂場景，協助治理一名在抽脂手術（liposuction）後報稱胸口不適的女士。

　　當天我並非以主診救護員身份參與，而是以救護員司機身份擔當助手。由於被調派時我們跟現場距離略遠，控制中心同時派出距離現場較近的救護電單車前往。當我以閃燈響號駕駛救護車

前往現場時，無線電通訊器中傳來電單車救護員要求進階的 MICA 救護員 [1] 緊急增援的訊息。澳洲一般緊急救護員均接受過相當的急症醫療訓練，能勝任處理大部分個案。個人而言，超過 80% 的救護召喚無需要求 MICA 救護員做臨床支援。救護員到場後立即要求增援的情況很少發生，不禁讓我猜想現場發生何事。

混亂的現場環境

數分鐘後我們到達現場。同伴先步入診所。我推著救護輪床隨後進入，為快速撤離做好準備，把嚴重患者盡快送院從來是針對性治療方案之一。我推著輪床踏進日間診所手術室的一刻，見到以下情景：

一、電單車救護員站在患者躺著的病床頭部位置，以氣袋面罩（bag-valve-mask）為患者進行灌氣；

二、同伴站在病床左側，嘗試為其胸口貼上 12 導極心電圖檢測貼片；

三、數名醫生護士圍繞著病床外圍走來走去；

四、灰白的赤裸女患者躺在病床上，下身被毛毯遮蓋。腰背位置的床單沾上了血跡，皮膚有明顯的瘀青（bruise），估計是在抽脂手術過程中引起。

---

1. Mobile intensive care ambulance paramedic，維多利亞緊急救護員中的進階級別。

「……Peri-arrest……」電單車救護員跟同伴交代病房情況。我才剛進入現場,完全不知道前文後理,在嘈雜的環境只聽到 peri-arrest 這名詞。Peri-arrest 是急症醫療從業員必須認識的狀況,一般是指患者快將進入心臟停頓(cardiac arrest),或剛從心臟停頓回復心搏的不穩定脆弱狀態。此刻正確和適切的治療非常重要,否則患者很可能會快速惡化/再次心臟停頓。

由於情況嚴重,我立刻跟電單車救護員確認:「你剛才是説患者現時 peri-arrest 嗎?」

「患者應該出現氣胸[2],或同時出現血胸[3]和氣胸。她全沒反應,氣袋灌氣時有阻力。右胸肺音明顯減少,像是沒有起伏。」電單車救護員點頭並回答説。

我説:「患者全沒反應和灌氣有阻力,而且需要透過灌氣來協助呼吸。你會否想我替氣袋膠囊面罩接駁氧氣供應,而且你會考慮為她插入人工氣喉來維持氣道暢通嗎?」

在救護世界,傷病者頭部附近空間是默認的個案主診站立位置。除了能對患者全身有較清晰的視角,也能直接掌控傷病者的呼吸和氣道管理[4]。對患者狀況毫不了解的我無意取代電單車救護員主導治療,不過看到他因為需要集中為患者灌氣而忽略了其他需要處理的問題,我決定擔當輔助角色從旁協助。

----

2. 空氣不正常地積聚在肺部與胸壁之間的胸膜腔位置。由於胸膜內氣壓轉變,肺部會出現塌縮(collapse)而未能呼吸。

3. 血液不正常地積聚在肺部與胸壁之間的胸膜腔位置。肺部因積血而無法膨脹,繼而導致塌縮(collapse),使患者未能呼吸。

4. 進階的氣道管理需要相當的知識和經驗。

　　這時患者忽然發出呻吟聲，而且嘗試用手推開其臉上的氣袋膠囊面罩。她從全無反應變到嘗試反抗，暗示著她腦部缺氧的情況略為改善。我轉頭望向放置於床上的監察儀器並打算檢視各維生指數和心電圖規律，竟發現儀器仍然處於關機狀態！我看到同伴在埋頭苦幹的把心電圖貼片貼於患者胸前各位置，只好自行按下儀器的開關按鈕，隨後立即為患者戴上血壓袖套和血氧檢測器以獲取維生數字。電單車救護員決定先暫停進行灌氣，改為把已接駁高流量氧氣的氣袋膠囊面罩放到患者口鼻上以給予高濃度氧氣。

　　「現時患者於高流量氧氣下血氧能維持於大約91%[5]，我會先暫停灌氣並轉為使用非回吸性面罩（non-rebreather mask）給予100% 氧氣。過度灌氣能使氣胸惡化，趁著患者仍能自行呼吸就先只給予高濃度氧氣作保守治療，如惡化才開始進行灌氣。」電單車救護員說。

暫時主導個案

　　我很清楚電單車救護員必須高度集中於患者的氣道管理和監察血氧情況，根本無法分心處理其他事情。我的同伴則不知為何仍在糾結於心電圖貼片和打結的電線，現場的醫生護士依然像在馬戲團觀看表演般走來走去尋找最佳位置觀賞……當時情況沒有最亂，只有更亂！我認為當時情況危急，必須有一個人主導搶救，所以大聲向在場各人說：「我假設大家也認同我們必須先把患者穩定才送院，否則很可能在途中出現心臟停頓。在增援到場

---

5. 正常健康的成人血氧指數一般為 95% 或以上，少於 92% 則可稱作缺氧。

前，我將暫時主導這個案。進行氣道管理的救護員請繼續集中確保患者的氣道暢通（airway patency），監察呼吸速率和血氧讀數，並請再次為患者做肺部聽診。患者的上血壓（systolic blood pressure）只有 80 mmHg，處於臨界位置（borderline）。如果上述任何指數惡化，我們便要為患者的胸腔減壓（decompress）。另外我希望在場其中一位護士能為我們準備一個非回吸性面罩，接駁上每分鐘 15 公升流量的氧氣，並給患者戴上。」

我深呼吸一下，接著在患者監察儀器中拿出心臟去顫電擊片，跟同伴說：「別糾結於獲取 12 導極心電圖，患者並非急性心肌梗塞。我們暫時只需觀察她的基本心律，先替她貼上兩塊大電擊片為心臟停頓作準備和初步監察。逐步逐步來，一切都在控制之內。」

「一切都在控制之內」並非我隨意說的一句話，而是刻意用來安撫在場的每一位，好讓大家冷靜下來。我同時把同伴先前接駁的心電圖貼片和電線拿開，並重新為患者接駁心電圖檢測。此時我再指示在場的另外一個護士為我拿出一包輸液用的生理鹽水準備為患者進行輸液。氣胸患者會因為胸腔壓力過大而使心臟血液回流減少，直接影響心臟輸出。額外的輸液可增加回流心臟的血容積，直接改善心臟輸出率。

「一個人原來都可以盡興，多了人卻還沒多高興……」我在這緊張的環境低聲輕輕地哼著林家謙的廣東歌。看似是很無稽的行為，但於我而言卻很重要。在說英語的環境和強大的精神壓力下，唱一首無關痛癢的廣東歌曲能讓我略為抽離，預留一點精神空間（mental space）處理任何突發改變。我不知道他人如何看待這個行為，反正我就是享受這「一人之境」。我邊唱邊完成接駁心電

圖的十個電極貼片，然後從藥袋中拿出「種豆」和針刺減壓時所需
的裝備。雖然在場的麻醉科醫生在手術前已為患者手臂進行「種
豆」，但他選用的是非常細小的22G[6]，對搶救而言根本不足以快速
給予藥物或進行大量輸液。我把「種豆」工具傳遞給剛於患者胸前
張貼上兩大塊電擊片的同伴，並要求他嘗試使用更大的靜脈導管來
「種豆」。

凡是可能出錯的便一定會出錯

根據墨菲定律（Murphy's law），凡是可能出錯的便一定會出
錯！這定律絕對適用於救護工作，凡可能惡化的嚴重患者便一定
會惡化。電單車救護員發現患者再次失去反應，血氧和血壓繼續
下跌，然後跟我說：「上血壓跌至60 mmHg，血氧含量也下跌至
80%。右胸已完全沒有起伏，灌氣的阻力也變得更大，我認為是時
候為傷者進行針刺減壓。」

針刺減壓是處理嚴重氣胸的緊急治療程序：把刺針插進患者上
胸肋骨間位置（受影響一邊肺部的第二和第三節肋骨之間），胸腔
內過高的壓力會隨著刺針導管的空隙排出，達至即時減壓功效。可
惜它對血胸沒有任何功效，因為血液會阻塞導管。而且，我沒有接
受過處理血胸所需的插入引流管（drain tube）訓練，在場醫生也
明顯沒有這個能力，否則他們早便給予了患者所需治療避免患者惡

---

6. 「種豆」用的導管一般為14G至24G，以雙數數字作大小記認。它們的大小跟數值相反，
數字愈大代表導管愈小。

於急症醫療而言，一般成人患者會使用18G或20G；重症患者則會使用14G或16G（如能
成功植入導管到靜脈內）。

此個案中醫生所使用的22G，我普遍只會使用於小童患者上。

化到當時的狀況，也不會只站在我們背後默不作聲地觀察。

　　怎也好，刺針減壓至少能解決患者部分的呼吸問題，如置之不理恐怕只會令患者更快因缺氧而心臟停頓。由於情況緊急，考慮到患者手術時已接受全身麻醉（general anesthetic），使用的止痛和麻醉藥仍未完全被排出，我沒有給予額外的麻醉止痛藥物便直接把長刺針插進患者的右胸。雖然沒看到患者倒抽一口氣後甦醒這極具電影感的一幕，但卻在刺針位置聽到氣體排出時微弱的「吱……」聲。患者隨後再次意識混亂地揮手掙扎，說：「救我……救我……」

MICA 救護員到場

　　電單車救護員一邊輕輕按著患者雙手，略為安撫。患者依然處於條理紊亂的神智不清狀態，但血壓和缺氧已略為改善，MICA救護員終於在此時到場。由於患者不斷掙扎令我們無法有效進行治療，加上針刺引起的痛楚使她更焦躁（agitated），我指示完成「種豆」的同伴為我抽取芬太尼（fentanyl）藥物備用。芬太尼本身是鴉片類的止痛藥物，除了止痛藥效外，也可以為患者略為麻醉和紓緩緊張情緒。跟嗎啡（morphine）相比雖然藥效較短，但其藥性能引起的血壓驟跌程度較低。對於眼前這位低血壓和循環狀態不足的患者而言，此藥物絕對是較為適合。當然，我會把劑量和使用與否的決定權交到 MICA 救護員手上。

　　我為 MICA 救護員簡略交代所知的患者病況，然後再由電單車救護員報告患者的全面病史。曾接受全身麻醉的患者於抽脂手術後因麻醉藥減弱而漸漸醒來，期間告知醫生感到胸口嚴重痛楚。醫生

立即給予治療心絞痛的「脷底丸」藥物，但痛楚沒有改善而且血壓持續下跌，更惡化至昏迷。醫生立即使用氣袋膠囊面罩灌氣以協助呼吸，但及後因出現阻力而停止。患者出現了大約三十秒呼吸停頓（apneic）後再次自主呼吸，但其後持續維持低血壓和缺氧狀態，在場的數名醫生討論後決定召喚救護車把患者送院跟進。

比我進階的 MICA 救護員到場後，「功成身退」的我重新投入司機的角色。MICA 救護員接手後，給了低劑量的芬太尼令患者鎮靜下來及達至可喚醒的睡意狀態（rousable drowsiness），避免過度麻醉會抑壓患者自主的呼吸氣力（respiratory effort）和反應。由於距離醫院只有不足十分鐘的車程，加上患者已初步穩定下來，MICA 救護員除了繼續觀察患者情況外便沒有進行額外的治療程序，只是通知醫院戒備。我則以閃燈響號駕駛救護車於繁忙時間的道路上穿插，把同伴、MICA 救護員和患者一同送往醫院。我沒有事後跟進，只知道患者前往醫院期間所有維生指數仍處於臨界數值，但也沒有繼續惡化……

豪宅區的少女
——藥物反應（EPS）

　　我在其他文章曾多次談及，澳洲救護員有時會把非緊急的患者轉介門診醫生跟進。引導非緊急個案患者前往藥房、家庭醫生、物理治療診所等，這樣做除了避免緊絀的急症醫療資源更緊絀，也減少整體醫療系統的負擔和開支。身為註冊醫護人員，這更是一份責任。

　　然而現實情況卻總是不似預期，救護同業把每一個處理的患者一併送院跟進檢查的情況也頗常見。除了因為自身的知識和訓練未必足夠，把所有患者送院也可能是為了避免患者或患者家屬投訴（哪管誰對誰錯），或避免因錯誤決定而犯上「專業疏忽」（negligence）的罪名。

　　院前處理敏感反應（allergic reaction）的患者總是一個挑戰，縱使患者於治療後穩定下來，徵狀也消除了，救護員也傾向把他們送院跟進，避免之後出現延誤反應（protracted response）或雙階段的反應（biphasic response）。這是指患者於病況穩定後的數小時內再出現敏感反應，這情況並不罕見。考慮到患者再病發的風險，加上救護員沒可能在患者家中持續觀察數小時，所以送患者到醫院是預設的最佳選擇。上述內容過分簡化，實務上當然還有其他的考慮因素。以下是我曾處理的懷疑敏感反應個案：

二十歲少女因身體不適前往家庭醫生求診，服用處方藥物後數小時，忽然感到坐臥不安（restless）、牙關繃緊（tight jaw）、舌頭麻痺、略為口齒不清（slurred speech）等。聽罷控制中心給予的資訊，我覺得全部也不是過敏反應的典型徵狀。

是藥物過敏嗎？

在 COVID-19 疫情下，我當天的同伴因沒有穿著完整的個人保護裝備（personal protective equipment, PPE）處理先前的心臟停頓患者而被管理層指示回家隔離[1]，我只能以「獨行俠」（single responder）方式繼續當值。由於附近沒有其他的救護車資源可供調派，控制中心派我往現場的同時調派了另一輛跨區的救護車做後援。

步入位於豪宅區的現場，樣貌和身材娟好的金髮少女為我開門。她因為服藥後的不適而感到焦慮，獨自在家更使她不安。縱使仍未問症檢查，我先給她適時安撫並指示她到客廳內的沙發坐下休息。

我輕拍她的肩膀說：「你能說出完整句子，呼吸深度和胸口起伏正常，呼吸系統大概沒有嚴重問題。你能站立和行走為我開門，

----

1. CPR、氣道抽吸和插喉等搶救過程間的必需治療也涉及產生氣霧的醫療程序（aerosol generating procedure）。如患者已受 COVID-19 感染，其體內的病毒能透過氣霧感染那些進行施救卻沒有穿著合適個人防護裝備（personal protective equipment, PPE）的醫護人員。由於未能確認患者是否 COVID-19 隱形患者，把該救護員即時隔離是對社區較安全的處理方法。

上述隔離程序於本文執筆之時已有所改變，涉事的救護員會完成當天的值勤後才被隔離。因為醫護人員從接觸病毒到受感染，再到能傳播他人或病發也需要數天時間。

並且膚色正常，血液循環也沒有明顯失常的情況。一般而言，嚴重的敏感反應會拖垮身體的呼吸和循環系統而致命。但你現時的表徵完全沒有上述問題，所以請先放心。我會先量度維生指數，你可以告訴我今天為什麼召喚救護車嗎？」

　　簡單和適當的身體觸碰（therapeutic touch）可跟患者建立關懷和互信關係，也能紓緩緊張情緒。少女漸漸安靜放鬆下來，並告訴我：「我早上因嘔吐和腹瀉向家庭醫生求診，她給我處方了止吐（metoclopramide）和止瀉（loperamide）藥物。由於已經沒有再出現肚瀉，我只繼續服用數次止吐藥物。可惜午後卻開始出現牙關繃緊、舌頭麻痺、略為口齒不清等徵狀。由於病狀持續和過往沒有服用過這種藥物，我擔心是過敏反應。」

　　聽罷，我大概已經猜到少女的病因，只欠臨床檢查確認診斷。我先聯絡控制中心並指示正前來現場的救護車無需使用閃燈和響號[2]，畢竟非必要的緊急駕駛會增加路面使用者發生交通意外的風險。我為少女檢查了基本的維生指數、肺部聽診、讀取心電圖、檢查口舌有否腫脹等，結果全如意料般正常。我也為她做簡單的檢查排除中風可能，因為口齒不清是中風的常見徵狀之一。我繼續確認少女沒有任何病歷或家族性的神經科（neurological）病史，然後再查詢她當天服用過的止吐藥物名稱和劑量……

---

2. 敏感反應在澳洲的救護分流制度中屬於緊急級別，控制中心會調派救護車以閃燈響號前往現場。由於我當時是「獨行俠」，如有危急情況也無法獨自把患者送院，所以支援的救護車也是以閃燈響號前往現場。

「請取消正在前來支援的救護車，患者無需送院。」我跟控制中心說。

EPS（extrapyramidal symptoms）

我接著向少女解釋：「你的徵狀由EPS（extrapyramidal symptoms）引起，這是你所服用的止吐藥物metoclopramide會引起的副作用之一。雖然較常出現在以注射方式用藥的患者，但口服用藥的患者身上也可能發生。用藥劑量太高或用藥太快，也會誘發這副作用。根據醫生處方，需要時只需服用10 mg藥丸，每天最多三次劑量（30 mg）。一般而言，每天三次便代表患者每隔六至八小時用藥一次，但你卻在兩小時內合共使用三次，於短時間內使用高劑量的相關藥物，正好解釋了現時的各個病徵。」

雖然我能解釋引起她不適和出現徵狀的成因，但也未能完全消除眼前少女的不安。可能她仍不理解什麼是EPS，也不知道有什麼後果。我繼續簡單解釋：「有些藥物能影響身體的運動神經，使其不能如常運作。EPS便是這情況，表徵視乎患者所服用的藥物而略為不同。常見有患者臉部肌肉不受控，例如牙關繃緊、舌頭麻痺、略為口齒不清、眼球震顫等。身體四肢的肌肉也可能受影響，躁動和坐臥不安也是常見。這些全是你現時的病狀。你多次使用的止吐藥metoclopramide正是會引起EPS的藥物之一。」

「要如何治療？」少女終於按捺不住問。

這時少女的父母剛好趕回來，我再從頭解釋一次。待同場的所有人都了解具體情況後，才開始解釋治療方案：「由於她服用的劑

量沒有超出每日最高劑量和狀況輕微，所以並不需要任何針對性治療。醫院做法一般只會略作觀察，待藥效過去便讓她回家。如果是嚴重患者，醫院會根據病徵而給予特定紓緩藥物，但最後仍是靠患者自身機能分解和排出引起 EPS 的藥物。考慮到現時 COVID-19 疫情仍未受控，我不認為把她送往醫院作非必要的專業觀察是最佳的決定。」

我清楚簡單地說出心中所想，少女和她的家人也認同。接下來的數分鐘，我繼續解說少女的病況何時要前往醫院或召喚救護車再作跟進，畢竟把患者留於家中也有潛在風險。結果，我在現場逗留了約三十分鐘，額外再花十五分鐘完成治理紀錄。最後在合共四十五分鐘的檢查和醫學觀察後，確保她完全穩定便離開前往處理另一宗疑似 COVID-19 個案的救護召喚……

題外話，澳洲救護員前往的「現場」很多時都是殘破的街道或骯髒的住宅，所以當晚我能夠在整潔的大宅內工作算是意外的小確幸。

不送院的決定
——人事不省

「曾經人事不省的患者全部都應該前往醫院接受檢查和觀察，所以如果當值時遇到此類患者便必須盡快召喚救護車支援。」這是我二十年前加入香港聖約翰救傷隊時一名資深的救傷隊員曾跟我說過的話。這句話不知為何深深烙在我的腦海中，也從來沒有質疑過。今天執筆記錄過往經歷時發現，原來處理實際個案時，我卻經常違背了這句話。以下兩個例子是我曾經處理的個案：

個案一：低血糖的昏迷患者

某天清晨時分，已通宵工作接近十四小時的我正準備迎接下班。可是，天公不作美，倦透的我在這時被派往處理一名昏迷和呼吸不正常（abnormal breathing）的中年男子。這樣的描述頗為符合心臟停頓患者的表徵，因為心臟停頓的患者經常出現俗稱「死魚式呼吸」的瀕死呼吸（agonal breathing）。它的模式並不規律而且緩慢，一般每分鐘只有三至四次，並伴隨喘氣或打鼾聲等。不過，由於報案人向求助熱線表示患者為糖尿病患者和當時狀況貌似低血糖引起的昏迷，個案才沒有被電腦系統評定為懷疑心臟停頓，也沒有調派多一輛救護車前往現場搶救。無論如何，我就是被選中前往的一個……

我們到場時，患者妻子開啟大門，引領我們來到大廳，看見患者躺在地上。從餐桌倒下的擺設散落一地，我輕輕用腳掃開患者身旁的碎玻璃，以免患者或救護人員在施救時不小心接觸受傷，也同時爭取更大的救援空間。由於中年患者的膚色沒有缺氧引起的發紫灰黑，我頗肯定在不規律的呼吸下仍有脈搏和血液循環。當然我沒有因而怠慢，仍一邊向其妻子問症，一邊做基本檢查。在等候電子血壓袖套充氣和血糖檢測出現結果時，患者妻子告訴我説：「他有一型糖尿病（type 1 diabetes mellitus）[1]，昨晚因工作太倦而提早休息，沒有吃晚餐。今晨他跟我説肚餓，我叫他先梳洗並到廚房為他準備一份三文治。怎料他從洗手間走到大廳時忽然倒下，但我無法把他喚醒。我頗肯定他出現低血糖情況，但怕勉強給他果汁或食物會引起哽塞……」

「他現時的血糖讀數為『LO』，即是低得連機器也未能量度。過速和微弱的脈搏與濕冷的皮膚也同樣是血糖過低的病徵。我將會為他『種豆』以施行糖水輸液（dextrose infusion），直接增加他血液內的糖分濃度。如果低糖是昏迷的主因，患者一般也會在血糖改善後迅速回復，所以請你別太擔心。」我略為解説和安撫患者的妻子。

----

1. 糖尿病基本可分為兩種：
    一型——普遍為先天疾病。患者的胰臟 (pancreas) 被自身免疫反應攻擊受損，因而無法分泌胰島素 (insulin) 去控制血糖濃度。
    二型——普遍為後天疾病。患者由於飲食和生活模式而使身體對胰島素反應不足，因而無法控制血糖濃度。於疾病後期，這群患者可能出現胰島素分泌不足。

處理低血糖患者的考慮

處理低血糖患者，我一般有以下考慮：

一、我能否確認引致低血糖的原因？例如過度消耗、疲累和沒有如常進食等。如未能合理解釋，送院檢查是必需。

二、患者有沒有服用口服降血糖（oral hypoglycemic medications）藥物？由於這類藥物藥效較長，即時補充糖分治療後仍會有低血糖的風險。患者於復原後仍需要接受觀察。

三、患者有沒有錯誤使用過量的糖尿藥物劑量？服藥過量的患者除了需要接受觀察，也要找出錯用藥量的原因。

四、如低糖患者沒有糖尿病歷，這可能是濫藥、酗酒、肝病、內分泌科疾病或腫瘤、感染敗血或營養不良等引起的徵狀，需要送院進一步檢查和跟進。

五、患者在病發過程中有沒有受傷或出現抽筋？有的話還是要接受醫生進一步的檢查。

六、患者是否長者、孕婦、兒童或其他高風險人士？這也會增加各種不同的風險。

我一邊如先前所說般給予眼前低糖患者糖分補充治療，同時在等候他甦醒時向他的妻子了解更多資訊，以排除上述的各個風險因素。他的血糖於數分鐘後回復到正常水平，且開始慢慢地清醒過來。由於輸液用的葡萄糖只是簡單的糖分（simple sugar），身體

很快便會完成代謝使血糖再次下跌。我指示其妻子立刻準備含豐富碳水化合物（carbohydrates）的三文治和香蕉給患者[2]，目標是避免血糖濃度過分下跌。

我在十數分鐘後再為這名患者檢查，除了血糖和維生指數讀數正常外，他的清醒程度也回復正常。這是非常重要的發現，因為如果患者於血糖濃度回復正常後神智仍未能回復清醒（incomplete recovery），這可能暗示有其他仍未被發現的潛在病因！

既然患者已經穩定下來，我便繼續詢問病歷。原來患者的糖尿病病況一向都控制良好，每年也只會偶爾因沒有正常用膳而出現低血糖狀況，而過往的一次已經差不多是一年前。近期沒有藥物改動或生病不適，下星期也準備約見他的糖尿專科醫生做週年檢查。聽罷，我把他判別為低風險患者和無需送院。但做此最後決定前，我需要先確認接下來的六至八小時內其妻子能在他身邊提供照顧[3]，保證患者不會自己一人獨處。雖然可能性不大，他仍是有再次惡化的風險。因此，確保有另一個盡責的成人（responsible adult）照顧患者，是我決定不把傷者送院的其中一個重要條件！

雖然這患者曾經出現人事不省，我最後只是建議他要確保有足夠飲食和在一星期後的週年檢查中告訴專科醫生是次治療經歷作跟

---

2. 碳水化合物本身一種複合糖（compound sugar），儲存著比簡單糖分高很多的能量。可惜身體需要更長時間才能把其分解和吸收，所以緊急情況並不適用。總括而言，醫護人員會使用簡單糖分使患者回復正常血糖指數和清醒程度，然後透過複合糖的食物去穩定血糖以避免低糖的情況再出現。

3. 患者所使用的胰島素藥效時間大約是八至十二小時，藥效高峰大約於六至八小時發生。換句話說，接下來的六至八小時是患者再次出現低血糖的高風險時間。

進。最後，當然也提醒他們如果有新的徵狀或再次出現低血糖時，必須再次召喚救護車呢！

個案二：腦癇症引發全身抽筋反應的患者

　　某日下午，我被派往一個辦公室治理一名報稱腦癇症發作、年約三十歲的女患者。當我到達現場時，她已經甦醒但略為神智不清。她的同事告訴我患者有腦癇病歷，事發前曾表示預感快將發病而及早躺在地上[4]。未幾便見到患者在地上雙眼反白和全身抽搐。由於這已非第一次發生，同事也了解患者病況，便直接從患者辦公桌的抽屜拿出其專科醫生處方的抗抽筋鼻噴劑藥物（intranasal anti-seizure medication）備用和召喚救護車。因為抽筋反應在大約三分鐘內便自然停止，所以同事沒有給予患者這種緊急藥物。一般而言，大部分的抽筋反應不會持續超過五分鐘。這類緊急藥物普遍透過強效抑壓神經系統來控制抽筋，其潛在副作用和風險也相對較大。醫護人員因此一般只會於抽筋持續五分鐘以上，或是連續多次抽筋，並沒有完全復原時才會立即使用這類重效藥物。而患者抽筋停止後的數分鐘內，我已到達現場。

　　由於患者的神智沒有完全恢復清醒，我先為她檢查維生指數以確認其生理狀況。她當時正呈現典型的抽筋發作後狀態（post-ictal phase），除了神智仍略為混亂和脈搏過速外，一切如常。此

---

4. 部分腦癇患者會於病發前出現「預感（aura）」，例如嗅到特別氣味、見到異常燈光、聽到奇怪聲音、感覺抽離或時光倒流，甚至是異常情緒等。它一般只出現數秒至數十秒時間，但偶爾會持續數分鐘甚至一兩小時。有經驗的患者一般懂得在這時間內移到安全的地方躺下，防止發作時倒下或撞到其他東西受傷。

類情況一般只要給予患者時間休息，處於發作後狀態的患者便會慢慢回復記憶和清醒，身體也會把異常的維生指數逐漸調節到正常範圍。過程快慢因病況而異，但經驗中大部分患者都會在病發後的二十至三十分鐘內漸漸復原。

考慮到患者有腦癇相關病歷、沒有使用抗抽筋藥便快速復原，而且她當時的病況穩定並正在改善，我沒有急著把她送院。她逐漸回復清醒後向我表示平均每數個月在沒有特別誘因的情況下都會出現一次失去意識的全身抽筋（generalized seizure），一般只持續數分鐘。事後普遍會感到非常疲倦，絕少會出現連續接連抽筋。

處理有腦癇病歷患者時的考慮

患者能夠詳細解答我的發問，我頗肯定她已完全清醒。跟沒有腦癇病歷的患者不同，有腦癇病歷的抽筋患者不一定要送院跟進。然而做決定前，我一般會考慮以下因素：

一、患者有沒有需要到醫院做即時檢查？

● 有沒有明確發作誘因（如：疲憊、焦慮、沒有服用例行藥物等）？

● 有沒有腦癇症以外的其他病史有可能誘發抽筋（如：腦部缺氧、低糖、濫藥、頭部創傷等）？

● 當日的抽筋情況和模式跟患者平常的發作是否一樣？要考

慮和比較抽筋的類型[5]、發作時間（duration）、發作的密集性（frequency）等。

● 抽筋期間有否受傷，或因而出現過窒息？

● 有否同時出現其他疾病（concurrent illness）（如感染）的徵狀？

● 患者是否懷孕[6]？

● 除了專科醫生預先處方的藥物外，救護員有否額外給予抗抽筋藥？

二、抽筋是否在被目擊（witnessed）情況下發生[7]？

三、患者出現再發作（recurrent episodes）的風險程度。

● 患者是否已經完全復原（complete recovery）？

● 過往的發作會否持續出現多次抽筋？

● 患者是否仍有抽筋的預感（aura）？

● 接下來的數小時會否有人陪伴患者？

四、患者是否希望前往醫院作檢查？

- -

5. 全身（generalized）、部分身體（partial）、簡單（simple）和複雜（complex）等。

6. 於後半期孕婦女身上發生的抽筋有可能是子癇前症（pre-eclampsia）的其中一個併發症。為防止更嚴重的併發反應以保障母親和胎兒健康，盡早接受檢查和治理非常重要。

7. 如果救護員和患者都未能清晰確認非目擊性抽筋（unwitnessed seizure）的發生時間和歷時，這會是一個導致錯誤評估的高風險因素。

我不是教導大家如何決定一名患者是否需要前往醫院檢查，畢竟這是一個專業的醫療決定（medical decision）。因應病歷、病史、病狀和病況，我偶爾還有其他考慮。話說回來，其實醫院又會為這類抽筋發作的腦癇患者做怎樣的檢查或治療？

　　如果是有腦癇病歷的患者，只要他們抽筋發作的模式跟其日常病發無異而且短暫，一般不需要什麼進階檢查和治療。醫院無需為他們進行腦掃描，只是會為他們進行觀察和驗血以排除一些代謝問題可能引起的誘因。對於一些經常出現抽筋的穩定患者而言，如果每次都前往醫院也頗花時間，尤其當該次病發跟日常發作完全無異的時候。相反，如果一名患者曾經每數星期發作一次，但是次發作前有接近一年的空窗期，我便必定會建議送院檢查。任何發作模式的改變，都暗示病因並非腦癇引起（non-epileptic）或其腦癇病況有改變的可能！

　　在附近工作的患者丈夫在我繼續問症時到達現場，我也決定了提出怎樣的「出院建議」（discharge advice）。考慮到當天的抽筋發作模式跟過往的情況一致、病徵和病史未能支持非腦癇引發性抽筋的可能性、患者沒有其他風險因素或需要即時送院檢查的原因，患者需否前往醫院便視乎有沒有可靠盡責的成人能在當天給予照顧監察。畢竟風險再低，她仍有再發作的可能。

　　我把心中所想告知患者和她的丈夫，後者隨即表示自己於是日下午已經向公司請假，打算送妻子回家休息並給予照顧。他對患者的病症非常了解，是照顧和監察患者的最佳人選。我叮囑他們接下來需要注意的事項（例如確認他們清楚了解何時必須召喚救護車或

求醫），也提醒他們要盡快聯絡家庭醫生和專科醫生報告情況[8]，然後覆檢患者並排除任何異常情況後讓丈夫把她送回家。

其實，上述兩種個案的情況時有發生。隨著知識和經驗累積，我的臨床處理和判斷於過往二十年間改變了不少。我不知道這些改變在哪一刻發生，但經過一段時間後回看卻發現自己已經不同了。這是所有醫護人員身上都會出現的情況嗎？

----

8. 除了記錄發作情況以協助長期的治療方案，他們也可以安排患者於社區的化驗所進行所需的化驗。跟以次緊急患者身份前往急症室等候數小時相比，這樣做除了節省患者時間，也減輕了急症醫療系統的負荷。當然，上述情況未必適合讀者身處地區的醫療配套。

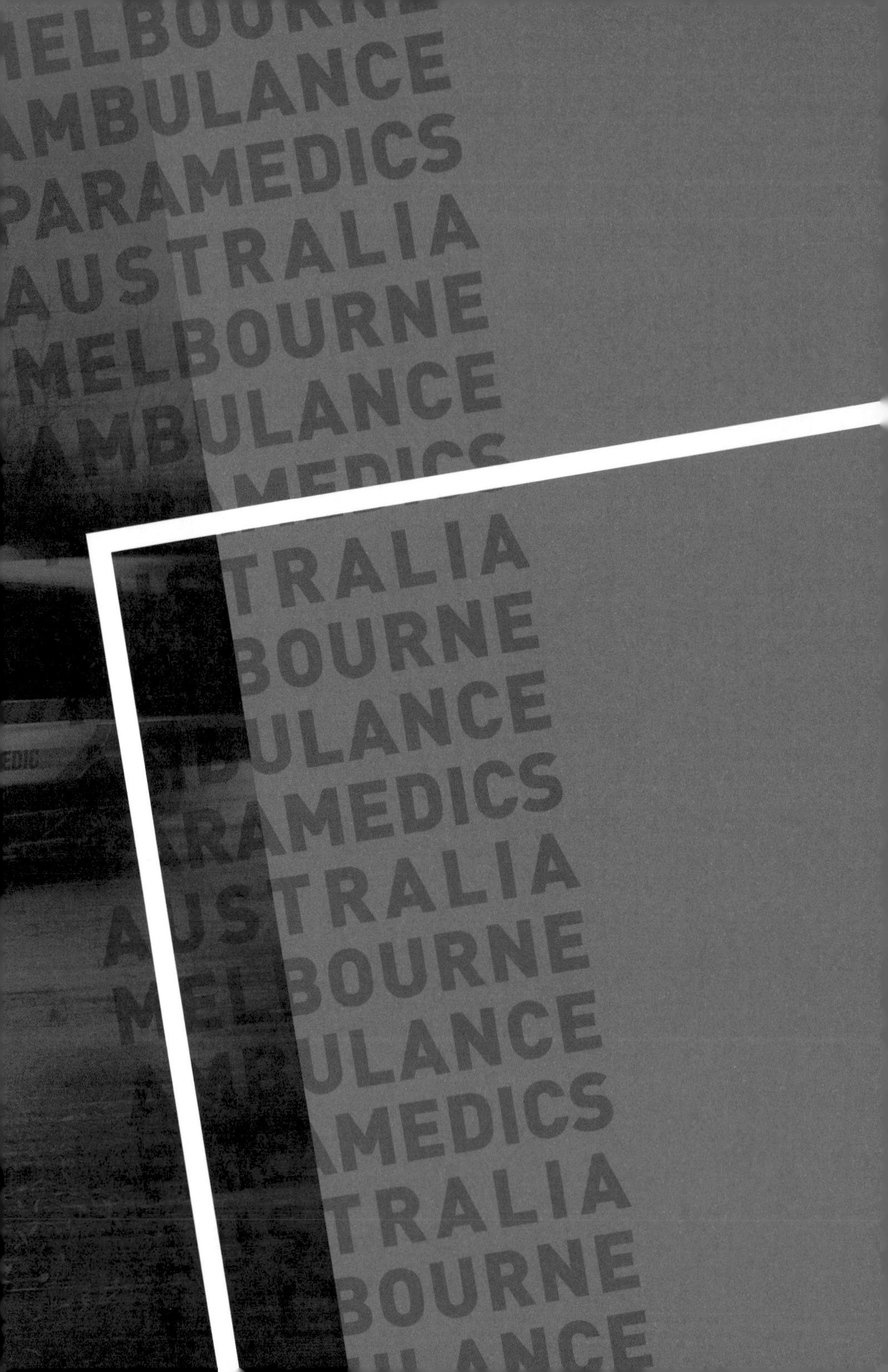
AMBULANCE
PARAMEDICS
AUSTRALIA
MELBOURNE
AMBULANCE
PARAMEDICS
AUSTRALIA

第三章

救護的心事

心電圖的基本解說

根據個人經驗，胸口不適是最常見的救護求助原因之一。心電圖檢測是其中一個最直接簡單的快捷心臟檢查，也是現代救護員的基本職能。香港消防處救護服務於 2015 年 11 月開始了在指定地區推行院前 12 導極心電圖（12-lead ECG）先導計劃，希望藉此盡早為心臟病患者提供適切治療，改善患者預後情況。

盡早為心臟科患者進行院前 12 導極心電圖檢測是全球的新標準，是百利而無一害的做法。然而根據香港的先導計劃數據統計，確診心肌梗塞的患者當中有大約 13% 會因拒絕接受救護員進行心電圖檢測而延誤了緊急的「通波仔」手術。延誤除了會減低手術成效，也可能是「生」與「死」的一線之差。無論如何，加強大眾對心電圖檢測的認識甚為重要。

什麼是心電圖？

心臟是一個負責把血液泵往全身的器官，引發泵血的生理過程主要分兩部分：電流活動（electrical activity）和肌肉活動（muscular activity）。所有生物的肌肉活動也是由電流刺激所觸發，中樞系統透過協調神經內的電流脈衝以控制身體各處的肌肉活動。跟四肢不同，人的心肺神經有自主性（automaticity）所以無

需大腦操控也能自行運作，這正好解釋了為何我們睡覺時仍能維持正常的心跳呼吸。心電圖便是針對這種引發心臟肌肉收縮的自主性神經電流的監測，然後以不同波形（waveform）方式顯示出來。我必須強調，心電圖只是檢查心臟中的電流活動，並非反映心臟肌肉的活動狀況。所以就算心電圖看似完美正常，心臟肌肉也有可能因各種原因而未能正常運作，例如心臟肌肉缺乏氧氣供應、心臟肌肉因創傷受損、中毒等。

　　既然心電圖未能檢查心臟肌肉的運作，為何它仍然這麼重要？首先，大家要明白肌肉活動是由電流活動主宰。正常的電流活動不一定引起正常肌肉活動，然而不正常的電流活動卻一定會引起不正常的肌肉活動！判症的過程中，心電圖雖然未能排除或確認所有心臟問題，但絕對可以幫助救護人員收窄診斷範圍。那麼心電圖可以確認或排除什麼心臟問題？

心電圖主要作用

　　一般而言，心電圖主要用作檢測以下兩種心臟異常狀況：心律不整（arrhythmias）和心肌缺氧（ischemia）/ 梗塞壞死（infarct）。要理解心電圖如何檢測上述情況，我們先要明白心電圖的各個重要組件（components）和當中所代表的電流活動。一般而言，我們會把一個正常的心搏分拆為以下幾個主要部分：

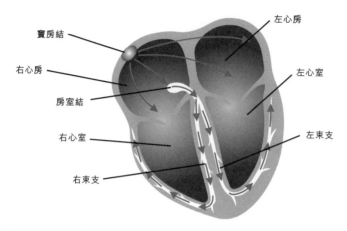

圖 3.1.1　心臟結構圖及正常電流活動

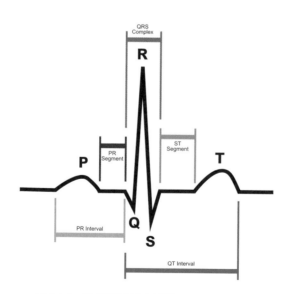

圖 3.1.2　正常狀態下的心電圖

一、P wave

正常的心臟起搏，由心房位置的竇房結（SA node）所發出。
脈搏向心室方向傳遞，期間途經兩邊心房。它出現時會同時引起所
有心房肌肉收縮，當中血液會由心房擠壓迫進心室位置。

二、QRS complex

心搏脈衝抵達房室結（AV node）位置（在心房和心室之間的
交界區域），然後跟隨神經途徑繼續傳往兩邊心室的各處肌肉。它
一般於 < 0.12 秒內完成，期間會引起所有心室肌肉收縮，此時血
液會因被擠壓而被泵往大動脈和肺動脈，然後輸送往全身各處。

三、PR Interval

這是指心電圖上 P wave 跟 QRS complex 之間的時間距，一
般只需 0.12 至 0.2 秒。這反映電流從竇房結傳遞並通過房室結所
需的時間。

四、T wave

它是心室再極化（repolarisation）時所引起的電流波形，大
概是心臟神經傳遞訊息後重置自己（reset itself）以準備傳遞下一
個訊息的意思。

如何從心電圖中確認心律不整

心電圖的形態反映心臟電流的傳遞途徑，正常的電流途徑會
有正常的波形。異常的心電圖形態代表電流正在以不正常的途徑方
式傳遞，醫護人員需要找出並處理引起電流傳遞異常的原因！治理

心律不整問題時，不同的位置起源直接影響治療方法，所以盡早做心電圖檢測對患者的預後甚為重要！至於我們可以如何從心電圖中確認心律不整呢？假設所有心臟的起搏訊號也是由正常的竇房結開始，以下便是幾個可能遇到的例子：

一、傳導阻滯（conduction blocks）

● PR interval 超過正常的 0.2 秒時間距，這代表竇房結和房室結間的電流傳遞出現了阻滯。

● QRS complex 的時間距超過正常 0.12 秒，代表患者心房位置的電流途徑可能出現阻滯。

● P wave 出現後，QRS complex 並沒有跟隨出現。P wave 和 QRS complex 的情況就如獨立發展一般，各有自己的規律。這代表心房和心室間的電流傳遞途徑出現了完全的阻隔（complete block）。

二、異位起搏（ectopic pacing）

● P wave 的形態跟正常的不同，而 PR interval 少於正常的 0.2 秒。異常的 P wave 形態代表了起搏位置並非於正常的竇房結位置（正常的電流途徑便會有正常的心電圖波形）。縮短的 PR interval 大概是因為起搏點（pace making site）位於一個比竇房結更接近房室結的位置，因電流傳遞的實際距離短了而減少電流傳遞所需的時間。

● 沒有出現 P wave，只有 QRS complex 和 T wave。這代表了竇房結沒有如常地發出起搏訊號，起搏是由心臟其他

位置的細胞發出。視乎 QRS complex 的形態，代表起搏
細胞在心臟中的不同位置。

三、心搏速率異常

● 如心搏出現異常緩慢（bradycardia） 或過速
（tachycardia），視乎 P wave（如有）和 QRS complex
的形態，醫護人員能得知引起心搏異常的起源點並針對醫
治。

醫護人員如何從心電圖中檢測心臟肌肉缺氧或壞死的情況呢？
解說前，先問大家一個問題：假如僱主在沒有減低工作量的情況下
扣減你的工資，你的工作表現會因而受影響嗎？答案顯而易見。

心臟細胞也是一樣，只不過它需要的是氧氣而不是金錢。心
臟細胞缺氧會直接影響其運作能力，哪管是電流脈衝的傳遞，還是
肌肉收縮的強度。當正常的傳遞途徑未能如常運作，電流脈衝便只
能透過異常的通道作傳遞，因此患者的心電圖上也會顯出缺氧的轉
變（ischemic changes）。要做較全面的心臟缺氧檢測，便要依靠
本文首段曾談及的 12 導極心電圖檢查。12 導極心電圖檢查跟「一
般」的心電圖檢查又有什麼分別？

12 導極心電圖跟「一般」的心電圖檢查的分別

每一個心電圖導極也是從一個特定的角度去觀察心臟電流的
傳遞狀況。如果是要監察心律不整這問題，那麼不管是從哪個角度
做出來的檢測也沒有太大分別。因為 P wave、PR interval、QRS
complex 和 T wave 的時間距從哪個角度看也沒有分別。情況就如

從馬路的左或右邊觀看同一輛汽車駛過，其車速也是一樣。至於監測心臟缺氧的情況就如觀看車輛外殼的破損程度，在左邊觀看永遠也看不到右邊或前後位置的破損。而 12 導極心電圖便是以十二個不同角度觀察心臟的電流傳遞有否因缺氧改變。

或許讀者們會覺得上述內容有點抽象，以下我用實例解說：

一名胸口不適的患者的心電圖上，有多條監察心臟底部（inferior）位置的導極（12 導極心電圖中的導極 II、導極 III 及導極 avF）顯示出心臟肌肉梗塞壞死的缺氧轉變，這代表了該患者正出現心臟底部心肌梗塞（inferior infarct）。考慮到大部分人心臟底部的血液供應都是由右冠狀動脈（right coronary artery）提供，栓塞極可能是出現在這條血管或其分支。這初步推斷無需任何心臟掃描，只要醫護人員對心電圖解讀的能力和對心臟結構的認識夠專業便能發現。心肌梗塞的治療方式則需要視乎受阻塞的血管和梗塞位置而略有不同。

為何疑似心臟科患者不該等候到達醫院後才接受 12 導極心電圖檢查？

讀取心電圖就如為心臟的電流途徑拍一張硬照，它只能反應心臟電流途徑在讀取心電圖那十數秒間的狀況。如果患者身上出現的是陣發性（paroxysmal）心律不整，到達醫院時病況可能已經自我復原。由於心電圖檢測只能檢測當刻的情況，因此出現病徵或徵狀改變時應立即讀取實時心電圖紀錄！

至於心肌梗塞患者，他們比心律不整患者更需要盡早接受 12 導極心電圖檢測。心肌梗塞代表了心臟細胞因缺氧而受損壞死，每一秒鐘的治療延誤同時會導致更多心臟細胞死亡。心臟細胞和腦細胞一樣沒有再生能力，延誤可以直接影響患者最終存活與否的結果。醫護人員常説的一句：「time is muscle」，正正就是這個意思。

在現代醫療技術上，處理心肌梗塞最有效的治療是俗稱「通波仔」的冠狀動脈介入手術。美國心臟協會提倡心肌梗塞患者需在病發起（onset）九十分鐘內接受「通波仔」手術，研究也顯示從病發到接受治療時間每縮短三十分鐘也會大幅度改善復原和預後。

於院前接受 12 導極心電圖檢查能為患者及早發現心肌梗塞，救護員也可以立即把心電圖傳送往醫院和通知醫院作戒備（pre-arrival notification）。醫院收到通知後，除了會通知心臟科醫生，也會預先啟用心臟導管手術室，爭取更快的治療。雖然表面上只是省下十數分鐘，但現實的影響並不止這樣。預先通知能減少醫院內長時間的延誤，這些看似「微不足道」的時間最後可能令患者提早超過三十分鐘接受「通波仔」手術。就算未必影響生死，也足以左右患者日後的心臟功能預後情況，經常氣喘還是行動自如，只在乎這一線之差。

執筆之時，身邊友人告知我香港的 12 導極心電圖先導計劃已從港島區擴展到九龍和部分新界地區。希望這計劃會加快步伐至覆蓋全港，同時也寄望市民會對它有更多認識，減少因拒絕接受檢查而引起的治療延誤。

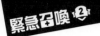

本篇參考資料：

1. Park, J., Choi, K. H., Lee, J. M., Kim, H. K., Hwang, D., Rhee, T. M., Kim, J., Park, T. K., Yang, J. H., Song, Y. B., Choi, J. H., Hahn, J. Y., Choi, S. H., Koo, B. K., Chae, S. C., Cho, M. C., Kim, C. J., Kim, J. H., Jeong, M. H., Gwon, H. C., ⋯ KAMIR　NIH（Korea Acute Myocardial Infarction Registry—National Institutes of Health）Investigators（2019）. Prognostic Implications of Door-to-Balloon Time and Onset-to-Door Time on Mortality in Patients With ST -Segment-Elevation Myocardial Infarction Treated With Primary Percutaneous Coronary Intervention. *Journal of the American Heart Association*, *8*（9）, e012188. https://doi.org/10.1161/JAHA.119.012188

2. 香港醫院管理局（2019），懷疑心臟病發病人院前 12 導程心電圖計劃——醫院管理局大會文件第 300 號，取自 https://www.ha.org.hk/haho/ho/cad_bnc/HAB-P300_C.pdf

心房纖顫可能會誘發中風？

　　眼前這個突然口齒不清和胡言亂語（slurred and gibberish speech）的患者雖然沒有出現頭痛、面癱（facial droop）或單邊身體乏力（unilateral weakness）這些典型症狀，但我頗肯定他是中風。更精準地說，我估計他患上左腦前葉（frontal lobe）或顳葉位置（temporal lobe）的缺血性中風。

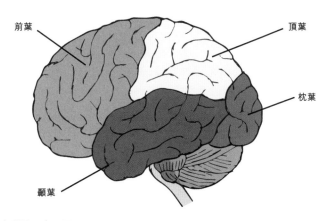

圖 3.2.1　大腦的四大分區

中風可以分為兩種，分別為腦血管栓塞所引起的缺血性中風（ischemic stroke）和腦血管破裂引起的出血性中風（hemorrhagic stroke）。一般而言，缺血性中風較常見但死亡率較低。他們絕少會出現頭痛、呼吸不規則、清醒程度快速下降、血壓過高等由頭顱內壓過高所引起的出血性中風徵狀。考慮到眼前患者的表徵完全不符合上述條件，我認為他較可能是缺血性中風。人腦主導說話和言語的中心位於前葉和顳葉位置，因此，如果慣用右手的患者有說話問題，即代表他的左腦相關位置發生功能障礙[1]。救護角度而言，中風的位置並不影響院前治療的決定。不過腦神經科的醫生則會依據這樣的方式推斷中風位置，然後在腦部掃描前根據他們對腦部結構的知識來推算是哪條腦血管（負責輸送血液往相關腦部位置的血管）出現阻塞，並計劃治療方案。

另外，我之所以初步診斷患者是缺血性中風還有一個重要原因。這是因為我為患者做初步檢查時，從心電圖檢測中發現他患有過往未曾被診斷的心房纖顫（undiagnosed atrial fibrillation）。心房纖顫其實是最常見的心律不整，也是中風的常見誘因之一。心房纖顫是什麼？這又如何引致中風？

心房纖顫

要了解心房纖顫，首先要對心臟結構和生理學有初步了解。心臟是一個可分為合共四個房室區域的空心器官，左右兩邊各有

----

1. 左腦控制右邊身體，右腦控制左邊身體。

一個心房（atria）和心室（ventricle）。心臟的主要功能是把血液泵往身體各處，在體內運輸不同維生養分和廢物。上篇文章〈心電圖的基本解說〉提及，正常的心臟起搏電流是由心房位置的竇房結（SA node）發動。依據正常的傳遞途徑，這神經脈衝由竇房結傳往房室結（AV node）時會引起心房肌肉收縮，心房內的血液因壓力而被泵進心室。然後脈衝再由房室結傳往心室的左右束支（left & right bundle branches），並引發心室肌肉收縮，把心室內的血液逼出心臟和泵往全身各處。

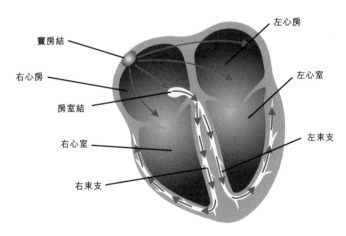

左心房

竇房結

右心房

左心室

房室結

右心室

左束支

右束支

圖 3.2.2　心臟結構圖及正常電流活動

　　心房纖顫是心房位置出現神經脈衝異常的其中一種狀況。除了竇房結外，其他心房細胞也雜亂無章地發出大量起搏脈衝。心房肌肉細胞由於訊號混亂而無法同步進行收縮以有效泵血，並處於震顫狀態。幸運地，房室結本身的特性猶如閘門一樣能阻隔過多和雜亂的心搏脈衝傳往心室，偶爾才隨機有一個相對較正常的脈衝通過並傳往心室，令心室肌肉收縮。房室結讓心搏脈衝隨機通過間接道出了心房纖顫的第一個症狀——患者的脈搏沒有規律（irregular pulse）。心房纖顫是心律不整中最常見的病因，我在大學授課時經常跟學生強調以下一點：

　　「在確認及排除其他病因之前，任何不規律的心搏可先視為心房纖顫引起。」（英文可譯作："All irregular rhythms are atrial fibrillation until proven otherwise."）

　　心房纖顫的成因有很多，例如：心臟受損、心臟缺氧、甲狀腺問題、心臟瓣膜問題、高血壓、吸煙、老化等。不規律的脈搏並不會為人體帶來什麼傷害，現實上很多長者的心律長期是維持心房纖顫，但他們仍然活得精彩自如，而且壽命沒有受影響。為何心房未能正常跳動也不會嚴重影響血液循環？這是因為心室的血液只有約20%至30%是由心房收縮所灌注，其餘的血液也是心房和心室肌肉放鬆時被動地流進心室內。換句話說，心房的收縮功能最多只會影響心臟輸出率的大約30%。這也解釋了為何心房纖顫的患者一般會較為穩定，但如果他們的心室速律過快（tachycardia）或過慢（bradycardia）便當然會加劇心臟輸出率異常帶來的問題。

心房纖顫和缺血性中風的關係

認識了心房纖顫後，接下來就要了解它和缺血性中風的關係。心房纖顫使心房肌肉震顫（非有效的同步收縮），導致心房內的血液出現湍流和不正常的流向，直接增加心房內出現血液凝固和形成血栓的風險。假如血栓從心房進入心室後，被泵往腦部便會引致中風，被泵往肺部便引致肺栓塞，被泵往心臟冠狀動脈便引起冠心病等。

要治療心房纖顫，主要是要盡可能根治主要成因（primary cause），並進行心律控制和薄血治療。能夠引起心房纖顫的成因太多，前文也有提及，此處就不詳說。至於心律控制主要是透過藥物維持心律速度在正常範圍內。病況輕微的患者未必需要藥物維持心律，但嚴重患者卻可能需要利用植入式起搏器以控制失控的心律。薄血治療很簡單直接，醫生一般會建議病況輕微的患者服用抗血小板（antiplatelet）藥物阿士匹靈（aspirin）以減低血栓形成的風險，防止中風等併發症。略為嚴重的患者則可能需要在服用阿士匹靈的同時配合更強的抗血小板藥物氯吡格雷（clopidogrel），更嚴重的患者甚至可能需要服用抗凝血藥（anticoagulant）如華法林（warfarin）、阿哌沙班（apixaban）、達比加群（dabigatran）或利伐沙班（rivaroxaban）等藥物。當然薄血藥效愈強的藥物，也會帶來愈大的出血風險。

大話西遊後，相信各位已經明白為何我會診斷眼前患者為左腦前葉（frontal lobe）或顳葉（temporal lobe）的缺血性中風。一般而言，院前救護服務對中風患者的處理非常有限，只有：

　　一、盡快把患者送往設有二十四小時電腦斷層掃描〔 computed tomography（CT）scan 〕服務和腦神經專科服務的急症醫院。

　　二、為患者沒有出現乏力情況的手臂插入大直徑的針管進行「種豆」程序[2]。

　　三、預先通知醫院戒備（例如聯絡腦神經科醫生到急症室等候患者到院；通知放射科啟動電腦掃描儀器，暫停非必要掃描，使患者到達醫院後能即時接受掃描）。

　　然而這次我只是把這患者送上救護車和進行「種豆」，並沒有即時把他送院。因為這個案中，部門同時調派了流動中風單位救護車（mobile stroke unit）前來協助。這救護車是近年部門和皇家墨爾本醫院（Royal Melbourne Hospital）合作研究的一部分。由於中風患者的治療有時間限制，減少延誤能給予患者適切治療，理應能改善這些患者的預後（prognosis），所以這部救護車就是為了實踐這個理論而出現。這救護車上有一部流動電腦斷層掃描儀器，由一名腦神經科醫生、一名神經科護士、一名放射治療師、一名高級生命救援救護員（ALS paramedic）和一名深切治療資歷救護員值勤。如患者出現中風，腦掃描可即時確認中風類別和位置（部分情況中，甚至可評估中風病發的時間）。救護車上的醫生能為中風患者提供適切的即時治療，例如給予合資格的缺血性中風患者溶栓

----

2. 大直徑的針筒於進行腦掃描時用作顯影劑注射，以便掃描能確認阻塞的腦部血管位置。因為這掃描過程對顯影劑的注射速度有一定要求，所以一般需要使用至少18G（綠色）或以上大小的針管，才能快速又有足夠濃度去進行掃描。

藥物（thrombolytic），然後按需要轉介至較近的醫院或較遠但能夠立即進行抽栓（clot retrieval）手術的醫院。

　　當天這輛救護車很快便到達現場，他們掃描確認患者左前額位置出現缺血性中風後便接手治理患者。事後我沒有任何跟進，也沒有詢問患者的情況有否改善。救護工作經常就是這樣，雖然開始的時候彷彿參與了很多關鍵的鋪設及搶救，卻很多時候都不知道最後的結局是如何。

本篇參考資料：

1. Das, S., Chandra Ghosh, K., Malhotra, M., Yadav, U., Sankar Kundu, S., & Kumar Gangopadhyay, P. （2012）. Short term mortality predictors in acute stroke. *Annals of neurosciences*, *19*（2）, 61—67. https://doi.org/10.5214/ans.0972.7531.12190203

2. Hooman Kamel, Peter M. Okin, Mitchell S.V. Elkind, & Costantino Iadecola.（2016）. Atrial Fibrillation and Mechanisms of Stroke. *Stroke*, *47*（3）, 895—900. https://doi.org/10.1161/STROKEAHA.115.012004

3. Kurapati R, Heaton J, Lowery DR.（n.d.）. *Atrial Kick*. Treasure Island（FL）: StatPearls. Retrieved from https://www.ncbi.nlm.nih.gov/books/NBK482421/

4. Wyndham C. R.（2000）. Atrial fibrillation: the most common arrhythmia. *Texas Heart Institute journal*, *27*（3）, 257—267.

忽然的變奏
——病寶症候群

　　假設每個救護召喚都是一首歌，它們有各自的獨特節奏。命危病人是快而重的節拍，不穩定的病人是快而輕的節拍，穩定的病人是緩而柔的節拍……各自獨有的節奏並不一定持續到曲終人散，更會因應情況而變奏。從緊張急促轉為輕快，再轉為輕緩的曲目永遠最動聽。然而，更常出現的是病人突然惡化，就似恐怖電影那忽然強而重的背景音效，嚇得人驚魂失魄。

莫名的昏厥和頭痛

　　曾經處理過一個緊急召喚，身形健碩的五十歲男士報稱兩小時內在家昏倒（fainted）三次，每次也短暫失去意識（loss of consciousness）。但只要躺下來後，身體便會快速回復正常。到場檢查呼吸、脈搏、血壓、血氧、血糖、體溫，沒有發現任何異常。他說感到頭顱內有很輕微的痛，但不肯定。

　　「你有運動的習慣嗎？」我這樣問。

　　患者回答：「還可以吧，我每天也會踏單車到市中心上班[1]。」

---

1. 他的家跟墨爾本市中心距離大約十公里。每天上班的來回路程加起來便是約二十公里，換言之有很明顯的運動量。

我接下來繼續問症，確認他沒有任何長期病歷，近期也沒有出現運動耐力（exercise tolerance）下降或容易氣喘等心臟功能減弱的徵兆。雖然健康的他看似出現嚴重疾病的風險頗低，但我依然未能掉以輕心。進一步檢查後，確認了他沒有任何中風、脫水和感染的徵狀，他的肺音、腹音和心電圖也沒有異常。我倒抽一口氣整理思維。患者出現頭痛和短暫昏厥，會是腦癇（epilepsy）或輕微中風（mini stroke）[2]嗎？可是兩者與患者情況也不太脗合，可是我又沒有明確的診斷方向。

「叮叮叮……」心電圖監測的警號忽然響起。

我回頭看屏幕，發現患者的心搏驟跌至只有每分鐘約四十次（正常為每分鐘六十至一百次）。

「你感覺如何？」我問。

他面有難色的回答：「有點想吐（nausea）……」

我正準備在裝備中拿出嘔吐袋時，發現他的心跳速率已回復正常。每次為病人評估的時候，如果維生指數出現明顯改變，救護人員也應該檢查患者的主觀感受和病狀。同樣道理，如果患者的主觀

---

2. 「輕微中風」其實並非一個真正的醫學診斷，但偶爾會聽到醫生以這俗稱解釋病況。它的正確名稱為：暫時性腦缺血（transient ischemic attack, TIA）。它是短暫性的神經症狀，並會在二十四小時內自行復原（事實上，大部分個案會在三十分鐘內復原）。主要因為腦血管出現短暫性（temporary）的阻塞而影響腦部氧氣供應，因而引起暫時性的中風徵狀。當阻塞消除，神經徵狀便會消失。它本身不是嚴重病患，但是缺血性中風的其中一個常見前兆徵狀（precursor sign）！

感受和病狀有明顯改變，我們也應該檢查其維生指數，從而推斷當中隱藏的關連。我再問他：「現在覺得怎樣？仍然有想吐的不適感嗎？」

他回答說：「沒有想吐的感覺了，只是有點倦。」我進一步詢問病史，發現他當天每次昏厥前也有剛才的感覺，但其後很快便完全回復過來。就表徵上評估，頗像是迷走神經性昏厥（vasovagal syncope）。人體的副交感神經系統（parasympathetic nervous system）主管減慢心跳和降低血壓的功能，但它偶爾會因為不同原因受刺激（stimulation）而使血壓和脈搏驟跌。血液和養分因而未能有效輸送到腦部，導致暈眩噁心或昏厥。一般的即時處理方法是讓患者躺下，其體內血液因此會在地心吸力的協助下較易回流腦部使病況改善。身體的自然機制普遍會於小休後重新調節血液循環，徵狀很快便會消除。這不是需要前往醫院的罕見的急症，每人一生也會經歷至少幾次。不過，如眼前男士般於數小時內不斷間歇發生，並非典型情況。

是心臟問題嗎？

不知為何，直覺不斷告訴我這可能是心臟問題。縱使他沒有出現手腳水腫（peripheral oedema）[3]，也沒有任何心臟問題的徵狀，我仍決定防範性地建議送他到醫院做進一步檢查。此刻，這救護召喚主題曲的節奏仍是高雅柔和的，患者先自行回房更衣和拿取

---

3. 循環不佳的患者身上頗常出現手腳水腫，《緊急召喚》一書已談及過它跟心臟衰竭（heart failure）的關係。

手機錢包準備前往醫院。

患者在救護車安定下來後，我心裡一直有很強烈的感覺要自己做好準備。然而，沒有任何原因下，我難以給予什麼藥物，就連進行「種豆」的原因也找不到一個[4]。前往醫院的路程只有十分鐘，但那背後無形的不安感節奏卻不斷加強。我繼續隨機地問與病歷相關的問題，發現他的父親因為突發性心臟病逝世，終年只有二十九歲。考慮到年輕的心肌梗塞個案於數十年來非常罕見，我估計是由致命的心律不整引起吧？如果推斷正確，眼前患者的病狀也符合這診斷方向：他的心臟起搏出現突發短暫的異常，導致當天多次因循環不佳而出現短暫徵狀……

不知不覺間，我們已來到醫院的一公里範圍。我覆檢手上那剛讀取的心電圖，比對了早前在患者家中列印的心電圖，看不到任何異常改變。我再問他當下感覺如何，但沒有任何回應。我繼續呼喚他的名字和輕拍其肩膀，雙眼無神的他仍不發一言。我立即檢查心電圖監測屏幕，發現心跳速率從每分鐘七十次急跌到四十八次，再由每分鐘四十八次跌到不足二十次……

我立刻把患者躺平並同時大力按壓他的肩膀刺激其痛楚反應，再看心電圖監測屏幕時已顯示著一條橫直線。平日臨床工作時絕少說髒話的我也情不自禁地呼喊了一句「Shit!」，同時開始為他進行心外壓。駕駛中的同伴問我發生何事，我沒有看他便回應：「繼續

---

4. 非必要的針刺會增加感染風險，所以如根本不會用藥時，救護員便不應隨意地因為/假如 XYZ 而進行「種豆」程序。

駕駛，他正出現心搏停止（asystole）[5]！」因為跟醫院只餘下數百米距離，同伴只繼續穩定地把救護車駛往醫院範圍。

「死過翻生」

「For fuck sake，你不要這樣在我面前死去！」這意料之外的變奏使我真情流露地説出很不專業的話。同伴在數十秒後把救護車泊進急症室範圍並走進救護車廂協助，但這時男患者又漸漸再有反應，雙眼緩緩張開。我連忙看看心電圖顯示屏幕，發現其脈搏再次回復到每分鐘七十二次，就像什麼也沒發生過一樣。心電圖就如為心臟電流的傳遞拍硬照，最多只能讓我們看到檢查當刻的情況。事前和事後發生了什麼，我們是看不到的。所以對救護人員而言，把潛在的心臟科患者送往醫院持續檢查是非常重要。無論如何，這意料之外的變奏帶給我明確的診斷方向。

記得我把救護輪床從救護車上拉出來時，同時以病人監察儀檢查患者的維生指數。患者説胸口有痛楚感覺，然後問我剛才是否發生過什麼。我讓同伴替我以不驚嚇的方式解釋患者剛才如何「死過翻生」，自己則負責列印剛才心臟停頓時的心電圖紀錄走到護士分流站前。雖然護士正為另一位患者分流，我「無禮」地打斷他們的對話説：「不好意思，我照顧的患者剛在門外於心電圖監測下出現了約三十秒的心臟停頓，期間接受了心外壓⋯⋯」

精要的重點使護士立即處理我的患者，並指示我把他推進搶

---

5. 心搏停止是指患者已經沒有任何心臟電流活動，所以也沒有任何實際的心臟搏動。身體已經是臨床死亡狀態，電擊對這種心律也不會有效。

救室跟進。待醫生護士全準備好後，我深呼吸後便開始詳細交代（handover）:「五十歲健康和強健（fit and healthy）的男患者，沒有任何病歷病史，但有其父親二十九歲時因心臟病突發而逝世的家族病史。患者報稱從今晨開始在家中出現數次短暫昏厥，沒有人事不省或因倒地而受傷。每次昏厥時也會感到噁心暈眩，但徵狀於數十秒內消失並回復正常。由於情況不斷發生並持續數小時，妻子召喚救護車求助。我們到場初步檢查時一切正常，維生指數於正常範圍，12 導極心電圖也沒有任何異常。然而，患者繼續出現數次短暫並自行回復（self-recovered）的昏厥。心電圖顯示每次昏厥噁心發作時，他的心搏也由每分鐘約七十次驟跌至四十次以下，大概是心搏下跌引起的不適。剛剛救護車駛進醫院範圍時曾出現懷疑由病竇症候群（sick sinus syndrome）[6]引起的短暫心搏停止，接受大約三十秒的心外壓後回復心搏並甦醒。他復原後感到胸口痛楚，大概是心外壓造成。維生指數現已回復正常範圍，脈搏每分鐘六十八次，血壓 135/76 mmHg，呼吸每分鐘十六次，血氧 99%，心電圖顯示正常竇性心律（normal sinus rhythm）[7]，格拉斯哥昏迷指數十五分[8]，但不記得剛才事件。由於我們已到達急症室門

----

6. 病竇症候群（sick sinus syndrome, SSS）是心律異常的其中一種。如先前的文章所說，正常的心律由竇房結開始作起搏，然後經房室結和束支傳到心臟各處。病竇症候群患者的竇房結出現異常（因而稱為病竇性），例如是發出過多起搏或是完全沒有起搏，當天患者的情況屬於後者。

   一般於竇房結失去起搏功能時，房室結或其後的起搏細胞會進行代償性的起搏。雖然其效率和速率比正常起搏明顯下降，但仍能勉強維持心臟輸出。然而，這情況於當天的患者身上完全沒有發生，甚至出現心搏停止。幸運地，他的竇房結於短暫停頓後重新運作，心搏又再回復正常。這是他當天的情況，也清楚解釋了其病狀。

7. 正常竇性心律是指心搏過程依循正常的傳遞途徑發生，速率正常。

8. 原本設計用來評估神經科成人患者的清醒程度，透過眼部反應（eye）、說話反應（verbal）和動作反應（motor）評分。完全昏迷並沒反應的患者為三分，正常清醒的患者則是最高的十五分。

外，所以沒有進行任何額外治療就直接把他推進來接受進一步治療。有沒有什麼需要我補充？」

我全面交代的同時，在場的護士已經把各種監察儀器接駁到患者身上和進行「種豆」抽血，並於其胸口貼上電擊貼片備用[9]。這便是搶救室的日常工作流程，非常有效率。由於我們的臨床護理責任已經完成，便離開搶救室去填寫病人治理紀錄（patient care record）。

事後跟進，該男患者被心臟科醫生診斷為病竇症候群，在急症室內接受藥物異丙腎上腺素（isoprenaline）[10]滴注，但仍繼續出現數次短暫心搏停止。最後心臟科醫生當天為他植入心臟起搏器（permanent pacemaker）以根治問題。患者於兩天後出院。

救護工作精彩刺激之處便是間中會經歷如這個案中的急劇變奏，過程中面對問題的可能只有自己一人⋯⋯

---

9. 電擊片一般用作去顫（defibrillation）治療，以強大的外在電流終止混亂異常的心臟起搏訊號。透過終止心臟內的異常訊號，令心臟的起搏功能重新正常運作。簡單來說，就等於電腦當機時按下重置（reset）鍵一樣。在心搏過緩或病竇症候群這兩個情況，醫護人員可透過電擊片有規律地以較弱的電流刺激心臟電流脈衝，達至起搏功效。

10. 它是一種能刺激心搏傳導和速率的藥物，可用於心臟傳導阻滯或心搏過緩的情況。

救護 **✚** 小百科

救護員送患者到醫院後是否可以即時離開？

當然不是。每當醫院的醫護人員接收病人，救護員也必須進行一次全面的患者交代。「I-M-I-S-T　A-M-B-O」是澳洲救護較常用的結構方式，但我習慣以較簡化的「I-S-B-A-R」結構去進行交代：

I（identification）：患者的身份和基本背景

S（situation）：簡略的說出患者需要接受治療的原因，或是其主訴（chief complaint）

B（background）：病歷病史的背景

A（assessment）：檢查的結果

R〔rx（treatment）and referral〕：所給予的治療和效果，有否任何需要特別交代或轉介跟進的問題

隱性心臟問題
——長 QT 綜合症

　　近日，我在網上見到美國一則關於一個十歲女生在水上樂園猝死的新聞。一個有先天心律不整問題（長 QT 綜合症）[1]的女孩在水上樂園玩樂，並滑了她人生首個大型密封式水滑梯。報稱她進入滑梯前仍跟父親微笑揮手，但十數秒後她在滑梯的另一端出來時已經心臟停頓。據估計，是因為水滑梯的速度和刺激感使其先天的長 QT 綜合症併發致命的心律不整。同樣身為父親，我不敢想像十數秒內突然跟愛女陰陽相隔的心痛……

　　雖然健康或經常運動的年輕群組中，猝死的風險很低，但也不是百分百不可能發生。這類個案普遍由突發性的心律不整引起，未被診斷的（undiagnosed）長 QT 綜合症是其中的常見成因。長 QT 綜合症雖然有突發性致命心律不整的高風險，但它本身不會為患者的身體帶來任何傷害。除非患者曾出現心律不整的併發症狀，否則一般患者會因為從來沒有任何症狀或不適而永遠不會發現自己有這種先天性（congenital）心律異常。

---

1. Long QT syndrome，心臟電流傳導異常的一種。

什麼是長 QT 綜合症？

　　身邊經常有朋友問我什麼是長 QT 綜合症，每次我都會不厭其煩地回答。其實要把這複雜的病理向沒有醫療知識的人簡單解説是一個挑戰，也是專業醫護人員必須擁有的基本技能。要理解長 QT 綜合症，必須先理解什麼是不反應期（refractory period）。簡單而言，心臟神經細胞在引起或傳遞心搏脈衝後，需要一段特定時間重置和復原（reset and recovery），這就是不反應期。在這段特定時間內，心臟神經細胞不會對任何外在刺激作出任何反應，這是人體防範心律不整的自然機制。在不反應期完結後，心臟神經細胞才會再次引起或傳遞新的心搏脈衝。不反應期本身也可分為「絕對」和「相對」兩種。

　　看似是很複雜的概念，且讓我以「打麻雀」這種常見的華人玩意打個比喻説。玩家在牌局間透過一連串的置換和取捨麻雀牌，以拼合出特定的牌型取勝。專業或投入的玩家需要在牌局間高度集中以避免出錯，此時他們可以對外界所有的騷擾置之不理（如電話來電、孩子喊聲、家務責任、丈夫或妻子的呼喚等）。我們可以把這個情況視為「絕對的不反應期」（absolute refractory period），外界無論發生何事也絕對無法影響牌局玩家的行為。

　　當牌局完結，玩家便要進行洗牌、疊牌、抽牌等步驟來準備下一個牌局。雖然過程也需要一定程度的專注，但不需要與牌局中同等的高度集中程度。如外界的打擾有足夠強度（如孩子的哭聲夠吵耳、電話鈴聲夠頻繁密集、丈夫或妻子的生氣責備夠兇惡），玩家便可能因分心而出錯。上述情況便如同「相對的不反應期」（refractory recovery period），只要外在的騷擾夠大，仍能影響

玩家的行為。如玩家於這段時間內分神犯錯，這些「犯錯」對牌局可以帶來簡單至嚴重的影響，視乎錯誤的性質而定。例如：

一、玩家抽取了過多額外的牌子，或因遺漏了牌子而牌數不足。牌局開始時牌子數量不正確，便會出現「大相公」或「小相公」等的即時落敗情況。

二、牌子因玩家沒有把牌子堆疊整齊而倒下，其他玩家看到自己手持的牌子，自己的勝出機會因而減少，換言之就是沒有任何太嚴重的後果。

我們可以把相對的不反應期定義為發生錯誤的高風險時間，而這類錯誤在心律原理中便是心律不整。它可能輕微簡單，同時也能即時致命。透過以上例子，大家大概已經明白不反應期這個概念，接下來就要把它聯繫上長 QT 綜合症這症狀。QT 並非隨機的兩個英文字母，而是心電圖上的特定套件。QT 段（QT interval）的距離直接反映心臟神經細胞的不反應期（絕對和相對不反應期的總時間），長 QT 即是患者的不反應期的時間比正常長。它本身不會為患者帶來任何問題，但如果心臟神經細胞剛巧在敏感的相對不反應期內受到刺激，便可能引發致命的心律不整。就如本文初段所述的悲劇例子，滑滑梯的速度和刺激感為十歲女童的心臟帶來額外的刺激。刺激引起的異常脈衝剛巧在相對不反應期內發生，然後導致致命的心律不整。

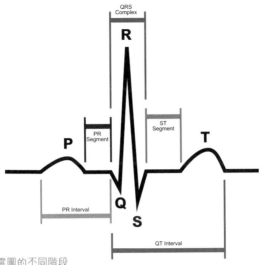

圖 3.4.1　心電圖的不同階段

如何及早發現這類隱性心臟問題？

　　讀者可能會問，要怎樣才能知道自己有沒有長 QT 綜合症這類隱性心臟問題？無奈地，除非患者曾出現頻密或持續的心悸、未能解釋的暈眩等症狀，又或在例行的心電圖檢查中巧合發現病症，否則一般是很難被察覺發現的。

　　我忽然想起一個曾處理的個案：年輕健康而沒有任何病歷的二十歲男患者忽然在街上全身抽搐和短暫昏迷。同行的家人即時致電救護車求助，而我就是當天處理這個案的救護員。到場時，他正處於典型的抽筋發作後狀態（post-ictal phase），典型症狀是輕微的思緒混亂和略快的脈搏，這些症狀排除了偽抽筋（pseudo-seizure）[2] 的可能性。初步檢查後也沒有發現患者有任何明顯異常，他的神智和維生指數在我們到場後已快速回復正常。由於是初發性

---

2. 非腦部異常引起的抽筋，一般為心理因素所引起。患者一般認為自己的抽筋病況是真實和不受控制的。

的病症（first presentation），我強烈建議他到醫院檢查以排除任
何急性疾病或誘因。因為全身抽筋和失去意識代表了腦部有大範圍
的異常反應，沒有相關病歷或其他合理原因能解釋前，我們無法排
除再次發生的可能。因此，前往醫院做全面評估和監察是必需的。

前往醫院途中，我繼續監察和評估患者，先後為他覆檢維生
指數、血糖讀數和做了詳細的神經檢查。排除了低血糖、中風、
腦部感染等常見抽筋成因，然後也透過問症排除藥物或酒精誘發的
可能。雖然抽筋一般是神經科病狀，但我仍如常地為他做全面的
心電圖檢查。看著列印出來的心電圖，我終於大概知道當天發生
何事。雖然心電圖驟眼看來是正常的竇性心律，但仔細看便會發
現長 QT 段出現異常，是典型的長 QT 綜合症。我估計患者的心律
曾出現因長 QT 綜合症併發所致的短暫心律不整（心室心搏過速，
ventricular tachycardia），期間影響了腦部血液循環而使腦部缺
氧。缺氧使腦神經細胞運作異常，胡亂發放電流脈衝，進而引起全
身抽搐和昏迷。當他的心律自行修訂回復正常，腦細胞便再次重新
如常運作，最後整體狀況緩緩恢復正常。

事後跟進，得知急症室醫生為患者全面檢查後所得出的診斷和
我所想的完全一樣。由於情況穩定，患者被轉介到社區接受二十四
小時心電圖監察和跟進。視乎結果，心臟科醫生將會決定他是否
需要治療防範致命的心律不整再次出現。其實他很幸運，如果當天
他的心律不整沒有快速地自行修復[3]，他便不只全身抽搐，更會因
心臟停頓引起臨床死亡了。他也因為這次突發的病徵而「因禍得
福」，及早發現隱性心臟問題並接受進一步的檢查和跟進，阻止潛
在的悲劇發生。

------

3. 心律能否自行修復是隨機的結果。

腦出血？房室傳導阻滯？

　　安老院舍是救護工作中經常接觸到的地方之一，老化引起的身體機能下降使受傷或生病的機率增加。澳洲的安老院舍一般有一名登記護士（enrolled nurse）或註冊護士（registered nurse）當值，配合多位護理員（personal care assistant）照料院友。雖然平均每個職員要照料約十個以上的長者（包括大量因腦退化症而失智，或因中風等問題而長期臥床的院友），但他們一般不會為院友們穿上拘束衣。除了工作量繁重，編制和資源的限制使一名當值護士有可能需要同時面對全院舍數十至過百個院友。如院友身體不適，當值的護士們一般因對長者了解有限而未能給予救護員重要的資訊。院舍護士們的工作偏重行政，他們的臨床質素良莠不齊。某日我就遇到一個未能察覺院友出現嚴重潛在病患的院舍護士。

　　某夜凌晨過後，我被派往一間安老院舍處理非緊急級別的召喚。調派系統的屏幕顯示，九十七歲長者報稱出現嘔吐，但維生指數穩定。根據院舍護士提供的資訊，個案被評定為非緊急級別。

咖啡渣色的嘔吐物

　　到場後，得知患者是一名需要高程度護理（high level care）

的長期臥床長者[1]，當晚在職員目擊下從床上轉身時跌到地上。因為意外在電光火石間發生，職員未能看清長者有沒有在過程中撞到頭部。幸而，他躺著的床配備特製電動床架，能調低至地面水平高度，減低跌倒受傷的風險。考慮到當時床褥高度處於預設的最低位置，長者倒地後也沒有昏迷情況，加上當值護士檢查後沒有發現長者頭部有任何明顯傷勢，長者本身也沒有服用任何薄血藥物[2]，所以當時認為他應該沒有腦部受傷或出血的問題。然而長者跌倒後出現多次嘔吐，嘔吐物呈現咖啡渣般的深啡色。咖啡渣色的嘔吐物是胃部出血的常見徵狀，血液經過胃部消化後會從紅色轉化為咖啡渣般的顏色。如果出血經過腸道被消化，便會化成黑色糞便排出體外。因此，當值護士擔心長者出現消化管道出血所以召喚救護車。因為長者的血壓沒有出現過度出血所引起的下跌（反而偏高），護士召喚救護車時指長者病況屬於穩定。

我聽完病歷後心裡一沉，回應説：「長者有預設醫療指示嗎？」

「沒有，但長者的家人曾表示不希望他接受心肺復甦法等入侵性的搶救醫療程序。」護士回答。當晚同行的救護員清楚明白我的擔憂，即時要求院舍致電患者直系親屬。

---

1. 澳洲的安老院舍會把長者的護理需要分為兩種：

   一、低程度護理（low level care）

   長者能自理大部分飲食、行動、如廁衛生等生活所需，並不需要任何特殊援助。這些長者其實仍能居住家中，但因不同原因而選擇居住於安老院舍。

   二、高程度護理（high level care）

   長者因如腦退化症、中風癱瘓、截肢等不同的傷病患而未能自理生活，需要護理職員協助以進行各種生活所需活動（activities of daily living）。

2. 薄血藥物會增加出血風險。

最壞的情況——腦部出血

雖然咖啡渣顏色的嘔吐物可能代表消化管道出血，但頭部撞傷後出現高血壓和持續嘔吐更是嚴重腦部出血的常見症狀。閉合式腦傷（closed head injury）個案中，腦部出血會積儲於頭顱骨內。顱骨內的壓力（intra-cranial pressure）因而升高，過高壓力擠壓腦部時會導致清醒程度下降、噁心和持續嘔吐等徵狀。當壓力高得影響腦幹（brain stem）內的呼吸中樞，患者更會出現不正常的呼吸狀態。當顱內壓力過高，身體會提升血壓作抵抗，把養分從心臟泵到腦部細胞維持其運作所需。然而，患者的脈搏卻會因為過高的血壓而減慢作代償，因此腦部嚴重出血的患者經常伴隨高血壓和脈搏緩慢的情況。

縱使當時我還想到數個其他的鑑別診斷，但腦部出血絕對是我最擔心的情況之一。如果眼前長者的高血壓和持續嘔吐是因為腦部出血所引起，他的情況就是非常嚴重[3]，很可能快速惡化並出現突發性的心臟停頓。考慮到長期臥床的高齡患者在嚴重腦出血個案中的生存機率極低，醫院一般不會為他們進行高風險的腦部手術。所以此時確認他的預設醫療指示是非常重要，因為它能直接影響我們會否送他往醫院的決定。預設醫療指示的目的就是當患者出現不能逆轉的致命狀況時，讓他們選擇前往醫院接受效用不高的治療（如果仍有），還是留在舒適的家中在摯愛身旁渡過最後時光。

雖然同伴已經確認長者家屬期望他能舒適地走最後的道路，拒

----

3. 顱內壓力要高達一定範圍，才會引起過高血壓和持續嘔吐的徵狀。

絕為他進行搶救治療的意願，我仍繼續為長者做全面的身體檢查，因為我未敢肯定他是否真的腦部出血。我刻意提醒自己不要過早為診斷下定論，怕長者因為我的錯誤判斷而得不到所需治療，畢竟驗證性偏見（confirmation bias）[4]是醫療事故的常因之一。假如實情只是長者患上能輕易透過藥物治療處理的病況，錯誤地留他在安老院舍只會導致延誤治療，甚至使病患惡化。無論傷病者有沒有預設醫療指示，我仍有同樣的專業責任為他做檢查，並因應情況施行符合其意願的治療方案。我在初步的維生指數檢查中發現長者的血壓非常高（上血壓超過 200 mmHg）[5]，脈搏雖然有規律但卻非常緩慢（只有每分鐘四十二次），其餘的指數全部正常。檢視他的頭部時沒有發現任何創傷、挫傷、腫脹等頭部受創跡象，觸診時也沒有任何疼痛的面部表情。他的神智略為不清，卻沒有腦部受傷常見的焦躁不安，反而更像是腦退化症引起的思緒混亂。我見不到他呈現任何嘔吐動作，但見到房間垃圾桶內嘔吐袋中有些咖啡渣色的痰液。雖然失智，但他能依據我的指示活動四肢。雙眼瞳孔大小和對光反應正常[6]，而且也沒有中風常見的面癱或口齒不清。總括初步檢查，除了異常維生指數和報稱多次嘔吐外，他的表面症狀並不像腦部出血的典型患者。

謎底解開

我的全面檢查還未完成，接下來只差為眼前的長者進行一次心

---

4. 它是指個人選擇性蒐集有利的細節，忽略或不理矛盾的資訊，以支持自己已有的想法或假設。於歸納推理的過程中，它是一種引致錯誤結果的認知誤差。

5. 正常成人的血壓上壓大約為 120 mmHg，超過 200 mmHg 的高讀數一般會帶來腦部出血的即時風險。

6. 腦部受損的患者，視乎腦部出血或受損位置，兩邊瞳孔的大小和對光的反應可能出現不同。

電圖檢查。除了因為心電圖的波形有可能出現反映腦內壓力急劇上升的改變外，我也慣常為長者、內科症狀、胸口或腹部不適、心律和脈搏速率異常的患者檢查心電圖。看著列印出來的心電圖，我的內心不禁説出偵探劇集中最常見的對白：「謎底已經解開！」

心電圖上顯示第三度房室傳導阻滯（third degree heart block）[7]，正好解釋了緩慢的脈搏心率，高血壓大概是代償因緩慢心率而下降的心臟輸出。正常心律脈衝的傳遞途徑可詳見前文〈心房纖顫可能會誘發中風？〉，心律訊號由竇房結發出並引起兩邊心房收縮，然後訊號通過房室結傳遞到心室的左右束支和引起兩邊心室收縮。如果第三度房室傳導阻滯，就代表訊號完全未能通過房室結從心房位置傳遞到心室。在心電圖上，我們會見到代表心房活動的 P wave 和代表心室活動的 QRS complex 沒有任何關聯，並依各自的速率不斷重複。一般而言，P wave 的發生速率較 QRS complex 高。換句話説，心房和心室的收縮不再同步。視乎引起心室收縮的起搏細胞位置，直接影響著每一次心室收縮時的有效輸出率。

這類患者容易同時出現心搏緩慢和低血壓導致循環崩塌（circulatory collapse），是這種心率的常見風險。幸運地，眼前長者沒有出現這種情況。根據心電圖上的波形，眼前長者的心室起搏細胞處於接近房室結的較高位置[8]，它能引起較一體性

---

7. 第三度房室傳導阻滯（third degree heart block），也可稱為全面性的房室傳導阻滯（complete heart block, CHB）。

8. 在心電圖上，QRS complex 的波形闊窄代表著心律脈衝於心室內的傳導途徑。簡單而言，窄身的 QRS complex 只會於房室交界或以上位置起搏時才會發生。

（synchronised）的心室肌肉收縮以維持心臟輸出，這也解釋了為何他的血壓仍能維持較高狀態。我從病歷文件中確認長者沒有服用任何能引起傳導阻滯的藥物[9]，但發現他有二度房室傳導阻滯的病歷。如果忽然惡化的傳導阻滯不是由藥物引起，我便要考慮是否心肌梗塞等的缺氧原因造成，當然還要考慮他體內的電解質濃度等不同因素。我沒有在心電圖上看到代表任何心臟肌肉缺氧的波形改變，也沒有辦法在院前透過驗血排除所有潛在成因。因此，送院跟進是當晚最正確的決定。

我估計他當晚的嘔吐只是巧合出現的不適症狀，但依然無法百分百排除是不是由腦部出血所引起（心肌梗塞也有可能引起嚴重噁心和嘔吐）。雖然患者有預設醫療指示，但因為他有急劇惡化的可能，我們仍要預先通知醫院戒備（pre-hospital notification）[10]。至於醫院急症室會否把他安置在搶救室的床位便是醫院的決定。由於患者的循環狀況穩定，我也沒有給予什麼針對性治療。接下來，我們可以做的工作不多，只是在前往醫院的路程中為他「種豆」和繼續觀察。

前往醫院期間，我跟正在駕駛的同伴討論對此個案的看法，我們均認為腦部出血的機率頗低。雖然不會給予進取治療，但醫院仍會為長者進行腦掃描以確認或排除出血情況。心律的傳導阻滯問

---

9. 如部分抗心律不整或降血壓藥物。

10. 香港救護業界俗稱為「留位」。

其實這個案並沒有「留位」的必要，因為這長者不會接受進取的搶救治療，但現實世界偶爾很政治。如果我沒有「留位」，到達醫院時便會被某醫生護士質疑為何沒有預先通知。當我「留位」後，又有可能被醫生護士質疑為何為無需搶救的患者「留位」。在這兩難的局面下，我寧願被投訴給予傷病者「過量」的關懷，這從來是最「政治正確」的決定。不過，我會在預先通知時強調患者的預設醫療指示，把最終決定的責任交給醫院好了。

題則可透過驗血來排除各種可逆轉的成因，如血報告正常便會把這情況置之不理。三度房室傳導阻滯的針對性治療是植入心臟起搏器（implantable pacemaker），考慮到長者的循環狀況穩定，相關手術的風險可能比其潛在利益更大。至於消化管道是否出血則會透過血色素來評定[11]，如血色素沒有異常地低便不會進一步以內窺鏡作入侵性檢查和跟進。

　　對於年老長者而言，或許「一動不如一靜」。雖然患者因高齡而限制了可接受的檢查和治療看似可悲，但現實是醫療技術和人的壽命也有限制，我們要明白不是所有傷病也能治癒。進行一連串的檢查，找到一堆因老化而出現但不能根治的問題是沒有意義的。如果明知道不能治療，為何仍要進行那些會引起不適的入侵性檢查？每次要先麻醉再進行醫療程序，相關的藥物又會增加老化的肝腎負荷……平衡患者的各種利益、其自身感受和尊嚴，以及治療檢查帶來的各種風險後，才能做出最專業的醫療決定。我在急症室跟醫生交代長者病況，得知醫生的想法和治療方向跟我一樣，也十分欣慰。然而我不知道長者最後的診斷結果如何，始終這種有頭沒尾的情況便是救護工作的日常。

---

11. 人體失血時，身體能透過增加水分吸收以快速維持血量，但無法即時製造大量紅血球作補充。因此，檢查血色素的濃度能監察出血的嚴重程度。

救護 ➕ 小百科

什麼是房室傳導阻滯？

房室傳導阻滯可分為三種：

一、一度房室傳導阻滯：最輕微的阻滯情況。雖然脈衝的速度減慢，但仍能通過房室交界位置。

二、二度房室傳導阻滯：部分心律脈衝未能通過房室交界位置。情況因而較一度的傳導阻滯嚴重，有可能惡化到三度房室阻滯這情況。

三、三度房室傳導阻滯：心律脈衝完全未能通過房室交界位置，直接影響心臟輸出。如心室細胞沒有作出替代起搏，便會導致心室停頓 (ventricular standstill) 這種完全沒有心臟輸出的心律狀況。

生死的臨界點
——目擊心臟停頓

　　一般而言，凡是有關心臟停頓的個案，大多數患者在救護員到場前已出現心臟停頓。如是嚴重垂危的患者，他們普遍在救護員到場前已出現清醒程度異常（altered conscious state）。患者接受救護員治理期間從完全清醒忽然惡化到心臟停頓的情況不常發生，突然的變奏總是讓救護員措手不及。曾經，我也處理過這樣的一個個案⋯⋯

　　事情發生在晚上時分，我隨著閃燈和響號來到一間大屋門前，準備治理一名報稱感到胸口痛楚的五十七歲男患者。患者的女兒早在屋外等候，並引領我們走到躺在睡房床上的患者前。當時上身赤裸的患者膚色灰白（dusky），躁動不定（very unsettled）地在床上輾轉。我輕按患者手腕檢查其脈搏強弱和速率以初步評估其血液循環狀況（perfusion status），並同時進行簡單安撫和問症。可惜躁動不已的患者因為無法平復而未能清晰地告訴我其病史病歷，需要旁邊的妻子協助和補充資訊。

高死亡率急症的隱憂

　　看著眼前這位忽然過分躁動，又未能被安撫或平復的患者，我心感不妙。根據個人經驗，如胸口不適的患者出現未能解釋和

平復的過分躁動，一般是由大動脈血管瘤爆破或撕裂（rupturing or dissecting aortic aneurysms）、嚴重危急性心肌梗塞（acute myocardial infarction），或嚴重肺栓塞（pulmonary embolism）等能快速致命的高死亡率急症所引起。無需言語交流，當晚跟我拍檔的救護員也因為同樣的擔憂而自覺地在我問症和量度全面維生指數時，協助替患者獲取全面的心電圖來檢視評估。

到場後的一兩分鐘內，我得知以下病歷和病史資訊：

一、患者剛於半年前接受手術移除手臂上的皮膚癌細胞，已痊癒。

二、患者三個月前曾出現肺栓塞，接受藥物溶栓治療。由於醫生未能解釋其體內出現血栓原因，現在仍每天口服處方溶栓藥物（apixaban 5 mg），防止血栓形成。

三、沒有任何心血管疾病的家族病歷。

四、過往數星期也出現過胸口不適，一般只維持短時間，而且痛楚也沒有當晚般嚴重。曾前往家庭醫生求診，但沒有發現異常。

五、當晚個多小時前感到胸口不適，因而睡覺休息。入睡約一小時後因嚴重的胸口痛楚而醒來，妻子立刻召喚護士熱線（nurse-on-call），該熱線立即把個案轉介救護報案中心。

六、在我們到場時，患者除胸口痛楚也感到噁心，但沒有嘔吐。

我看看監測器屏幕上的血壓、脈搏和呼吸速率讀數,雖然同伴未貼完患者胸前的心電圖檢測貼片,但已初步看到基本心電圖導極的波形。我輕拍仍在張貼檢測貼片的同伴肩膊,手指屏幕:「我先要求 MICA 支援,然後我會開始各種治療。請替我完成列印全面的12 導極心電圖,傳送到最近的心臟醫院啟動心臟導管手術室,然後請替患者貼上心臟去顫電擊片。完成後請告訴我,我會通知醫院和確認對方已收到心電圖副本。」

心臟病發

其實此時患者的心電圖已顯示出嚴重心肌梗塞,心臟有大範圍的肌肉梗塞。我刻意在對話中沒有使用「梗塞」一詞,因為我不想在沒準備好前使患者或其家屬更緊張擔心。我一邊從藥袋拿出所需藥物和裝備,同時排除藥物敏感病歷。我向患者和其家屬解釋:「很抱歉告訴你,你現在的不適是由急性心臟病發引起。簡單來說,你的心臟血管因出現血塊而受阻塞。接下來,我首先會給你咬服的阿士匹靈(aspirin)藥丸,請咬碎服用。它本身有抑制血液凝固的功效,希望能夠改善血管阻塞的情況。然後我會為你『種豆』,透過導管給予止痛和止嘔藥物。我要強調,我們有足夠的藥物紓緩和處理各種心臟病發引起的相關不適。當然我也明白你們有很多疑問,但原諒我暫時未能一一回答。我要先執行那些必需的治療程序,完成後必定會逐一回應你們的所有問題。」

突然被告知心臟病發,大部分人也會因資訊過量(information overload)而未能消化或理解現況。與其如大學授課般詳細解釋,不如只簡單說出重點。給予患者咬服的阿士匹靈和進行「種豆」後,同伴已把心電圖發送到醫院。我立刻把隨身的通訊器調校到將

前往的醫院頻道，並直接聯絡通知情況：「我們即將把一名五十七歲前方大範圍STEMI男患者送往你們醫院。他胸口的不適大約從一小時前開始，心電圖顯示V1到V6導極也出現明顯ST段上升，V3導極更出現超過10毫米的ST段上升[1]。他現時非常焦躁不安，維生指數如下：心律為竇性心搏過速、心搏104/min、血壓160/112 mmHg、皮膚蒼白濕冷、呼吸32/min、血氧97%、肺音清晰、體溫攝氏36.2度、沒有COVID的風險或病徵。由於仍在為撤離做準備，ETA（estimated time arrival，預計到達醫院時間）大約為三十分鐘。」

我盡力精簡通訊內容，騰空更多時間為患者治療。根據我工作部門的統計數據，大約8%的STEMI患者會在救護員治理期間出現突發性心臟停頓。我指示同伴為撤離做準備，希望患者不用任何自主的移動也能躺到救護輪床上。雖說是為了讓患者更舒適，實際上更害怕移動會增加心臟負荷。患者的身體已處於臨界狀態，任何輕微改變也能使他跟家人陰陽相隔。我感到未能解釋的不協調感，只知道當時一秒也不能浪費。

在同伴準備撤離工作之際，我先後給予患者心絞痛藥物GTN（glyceryl tri-nitrate）的藥丸和藥貼，然後為他注射止吐藥物ondansetron以嘗試紓緩各種不適症狀。由於維多利亞救護服務正進行針對心肌梗塞患者治療的臨床研究，部分患者會接受非鴉片類藥物lignocaine作鎮痛治療，剛巧這名患者被編配為這群組。我

---

1. 十毫米的ST段上升並不常見。簡單而言，ST段上升的高度愈高，心臟肌肉壞死和梗塞的情況愈嚴重。

一邊抽取所需藥物，一邊向患者和家人繼續先前未完成的解說：「雖然你正處於急性心臟病發，但這並非世界末日。你維持一定水平的心跳速率和血壓，是一個好開始。話雖如此，你仍需要被盡快送往醫院作進一步治療。我剛才已把你的心電圖傳送到醫院的電腦系統，並確認了醫院內的心臟科醫生已檢視並啟動了心臟導管手術室。醫生會在手術室內從你的手腕或大腿內側位置插入導管，導管會直達心臟位置檢查心臟血管的阻塞情況。期望能透過導管在阻塞位置植入支架，重新打通該血管以恢復心臟肌肉的血液供應。如一切順利，有機會三數天後便能回家。就算情況嚴重得需要進行血管搭橋手術，這在現今醫療系統中已經是一個安全的常規手術（routine procedure）。稍後前往的大型心臟醫院平均每天也會有一至兩宗同類手術，所以請別太緊張和擔心。當然，你的情況仍很嚴重，仍能隨時惡化。如先前所說，你要盡快前往醫院接受進一步治療。我明白你們還有很多疑問，但我要先確認你現時的胸口不適有沒有任何改善。我打算給你注射鎮痛藥物，讓你舒適一點。」

安撫對於治理心臟科急症患者來說極其重要，因為緊張的心情會增加血壓和脈搏，直接增加心臟負荷。在不過度安撫的情況下使患者和家屬安心下來，從來也不容易。我嘗試把複雜的資訊分階段向患者和家屬解說，在不增加他們的焦慮前提下逐步告知實況。

這時患者依舊躁動得未能靜止下來，但噁心感覺已因藥物而略為紓緩。因為以 lignocaine 為心肌梗塞止痛藥物是臨床研究的一部分，所以施藥前我必須向患者和家屬解說：「我準備為你注射止痛藥物，但先要跟你解釋一件事情。我們一般會為心臟病發的患者使用如嗎啡（morphine）的鴉片類藥物止痛，但近年研究顯示鴉片類藥物會阻礙身體吸收包括阿士匹靈（aspirin）在內的薄血

藥物。考慮到心臟病是由血管阻塞引起，我們現正進行使用非鴉片類藥物止痛治療的臨床研究。剛才我打開的是研究分組信封，你被選中為使用非鴉片類藥物的組別。我會先為你注射 lignocaine 止痛，這藥物在醫院內使用時頗為有效。」

我得到患者和家屬同意後，準備把針筒接駁到患者手背的導管上注射。同伴此時回到房間，我正低頭準備注射藥物並同時口述交代狀況。就在注射前的一刻，同伴輕拍我的肩膊並示意觀看患者監察儀器屏幕上的心電圖顯示⋯⋯我立刻把針筒從導管中拔出，並呼喚患者。他身旁的妻子和女兒發現患者忽然失去意識，開始抓狂地呼喊和拍打患者的臉和肩膀。

心臟停頓

「請替去顫器進行充電，200 焦耳。」我指示同伴說，同時以禮貌又略為強硬的語氣指示家人們踏後並遠離睡床。根據墨菲定律：「凡是可能出錯的事情，就一定會出錯」，正好形容眼前個案，這名五十七歲男患者正是那救護治療中突然出現心臟停頓的 8% STEMI 患者之一。去顫器未幾便發出代表完成充電的刺耳高頻聲音，同伴立刻大聲喊道：「Everybody clear！」

確認無人接觸患者後，同伴便為患者施行第一次電擊。患者被電擊的一刻四肢抽搐了一下，並大叫了一聲，然後回復平靜。我看看屏幕上的心電圖顯示，心律已經從剛才導致心臟停頓的心室纖維性震動（ventricular fibrillation, VF）改變為有組織的心律（organised rhythm）。我輕觸患者頸部但完全感覺不到脈搏，確認他仍處於心臟停頓的 PEA（pulseless electrical activity）心律。

我立即在床邊為患者進行心外壓，但軟床褥未能進行有效的按壓。我和同伴只好透過拉扯床單，把患者移動到地上位置才開始搶救。

「給予 MICA 的狀況報告（ situation report, SITREP），患者心臟停頓並剛接受第一次電擊。電擊後維持 PEA 心律，同時要求消防的先遣急救員增援協助進行心外壓。」我透過隨身的通訊器向控制中心職員說。說罷便立刻在地上進行心外壓，患者接受心外壓的數十秒後略為回復意識並開始掙扎。我停止施行心外壓，並替他再次檢查評估，發現他已回復脈搏輸出。我拿出隨身的通訊器向控制中心再次報告最新的現場狀況，一直都得不到任何回應，始發現原來我的通訊器仍停留設定在聯絡特定醫院的頻道中。我嘗試更改通訊器頻道的設定時，MICA 救護員剛好到達現場。看看手錶，發現原來到場至今只有大約十五分鐘時間。

「他再次心臟停頓嗎？」MICA 救護員看著顯示屏上的心室纖維性顫動心電圖顯示說。同伴再次替去顫器充電和為患者電擊，患者同樣在電擊的一刻大叫一聲和踢腿。可惜這次患者的心律沒有修正過來，我只好再次開始施行心外壓，但過程並不順利。每一下的按壓也使者呻吟呼叫，他的手也嘗試推開跪在他身旁的我。在我被推開的一刻，患者立刻平靜下來和再次陷入昏迷。我立刻覆檢顯示屏上的心電圖並再次確認心臟沒有任何輸出的波形，然後用左手替患者繼續進行心外壓，右手則緊握著身旁那一直阻礙施救的患者手腕。雖然患者的另一邊手臂隨著心外壓在胡亂揮動，但因距離較遠而沒有明顯阻礙我施救。

心外壓引起的意識

很多人（包括有些醫生）都以為心臟停頓的患者必定是完全昏迷，施救時回復意識反應便代表心臟再次跳動和暗示回復有效輸出。雖然上述對大部分情況來說是正確，但也有例外。在被目擊出現心臟停頓（witnessed）的患者身上立刻施行心外壓，可導致心外壓引起的意識（CPR induced consciousness）。這情況一般沒有正式記載在醫學文獻，只是醫護人員之間口耳相傳的經驗之談。由於剛出現心臟停頓的患者腦部仍未缺氧受損，有效心外壓所產生的腦部血液灌流可引起患者的部分意識。在醫院環境，醫生護士第一時間目擊心臟停頓的情況較不常見，所以沒有以上提及的既有概念。而且手術室內或深切治療部患者一般會被麻醉插喉穩定病況，這些藥物使患者不可能有任何意識或反應。

由於患者當時躺在床邊和牆角中間的狹窄位置，同伴未能進行任何氣道管理的醫療程序。他嘗試把床架和床頭櫃推開，但也騰空不了多少空間。當我快要完成兩分鐘的心外壓時，在場的 MICA 救護員透過被我單手壓住固定的手背導管注射氯胺酮（ketamine）藥物，以快速麻醉患者，防止其反抗意識和掙扎阻礙搶救。Ketamine 本身是一種很有效的麻醉藥物，透過把意識和身體感官分離（dissociate）達至麻醉藥效。可惜也因為其獨特藥性，經常被不法分子以迷幻藥形式作毒品販售。在心臟停頓患者身上使用時，它能令血管收縮，從而產生高血壓的「副作用」，增加心外壓引起的心臟輸出。故此，維多利亞的救護員傾向先使用 ketamine 把妨礙搶救的患者麻醉，然後再回復如常的搶救程序。

藥物注射後的十數秒內，患者完全平靜下來。同時心外壓已進

行了快兩分鐘，同伴為去顫器再次充電。充電時，在場每位救護員也初步確認屏幕顯示著需要電擊的心律。完成充電後，同伴輕拍我手背示意停止心外壓，並快速確認沒有受心外壓干擾下的心電圖依然顯示著可電擊的心律，於是同伴一秒內按下電擊並接替繼續進行心外壓。

　　患者身處的位置非常狹窄（搶救一般最少需要患者身體每邊一米範圍的空間），我們決定兩分鐘後再次檢查心律和電擊，便立即把患者拖出繼續搶救。當 MICA 救護員抽取稀釋抗心律不整藥物 amiodarone 時，我則準備俗稱「強心針」的藥物 adrenaline 備用。兩分鐘後，另一名增援的 MICA 救護員到場。這時我忽然想起，平常負責搬運現場物品和進行心外壓的消防員還沒到場，大概是因為我先前沒有把要求增援的訊息順利傳給控制中心職員。我拿出隨身的通訊器，並設定到控制中心的頻道再次要求消防的先遣急救員增援。完成後，患者再一次接受了心臟電擊但繼續處於心臟停頓。我們一行人把患者從牆角位置搬出，然後與同伴交替繼續做心外壓。

消防增援終於到達

　　施行兩分鐘心外壓後，同伴為患者插入俗稱 LMA 的喉頭罩氣道插管並開始灌氣。在旁的 MICA 救護員為氣管「插喉」做準備，另一個則為患者注射不同的心臟藥物。兩分鐘轉眼過去，我和同伴再次電擊患者後，繼續交替做心外壓和灌氣工作，讓兩名 MICA 救護員能專注準備其他進階治療。在日常的搶救工作中，普遍是消防員負責心外壓和灌氣等非技術性的工序，讓救護員們能專注藥物和其他進階醫療程序，可惜這次因為各種限制而沒有發生。另外兩分

鐘快要過去時，消防的增援終於到達。再一次電擊患者後，終於由消防的先遣急救員接替心外壓和灌氣工作。

瞬間發生的事情實在太多，接下來的記憶有點模糊。只記得當時現場指揮已交給先到場的 MICA 救護員，然後我不斷進出現場大屋，為撤離做準備。把不同的裝備和工具放置到合適位置，待一切準備就緒便把患者送上救護輪床。此外，我把施行心外壓的儀器 corpuls 帶到患者身邊。眼前患者明顯是因為心臟血管阻塞引起心臟停頓，墨爾本市內多間大型心臟急症醫院也能夠透過人工心外壓的機器和俗稱「人工肺」的 ECMO 機器，在患者心臟停頓時進行俗稱「通波仔」手術，重新打通心臟血管，這也是我認為當時患者非常適合接受的治療！

巧合地，當我完成所有撤離準備時，患者再次回復正常心律。這時他已接受了合共十次電擊和多個劑量的不同心臟藥物。期間試過多次出現心外壓引起的意識，接受了多個劑量的 ketamine、rocuronium、fentanyl 和 midazolam 等藥物麻醉，也被插喉保持氣道暢通。剛回復自主性血液循環（return of spontaneous circulation, ROSC）的患者非常躁動，我們更加要穩定地送他上救護輪床，否則先前的一切努力便會白費，更可能再次引起心臟停頓。

暫時穩定病情，立刻送院

終於情況初步受控，暫時閒下來的我立即跟患者妻子、女兒和其他親屬交代狀況：「如我剛才所說，患者出現突發性心臟病。由於心臟血管阻塞，心臟得不到足夠的血液和氧氣供應而未能正常運

作，更出現心臟停頓。我們以心外壓和灌氣勉強維持其血液和氧氣循環，期間也給予了多個劑量的心臟藥物和心臟電擊。他的心臟在搶救後已再次自主地跳動，但仍是非常不穩定和危急。我們現時以藥物把他麻醉以暫時穩定病情，但仍要立刻送院。抱歉我們未能花太多時間詳細解釋，因為我要回到房間繼續協助救治。待會我們前往醫院前，我會再向你們解釋更多。」

說罷我便回到房間，見到其中一名 MICA 救護員蹲在患者身旁增加滴注泵（infusion pump）的強心藥物滴注劑量。原來剛才我離開房間的時候，患者的上血壓急劇下跌至不足 60 mmHg。如果不即時處理，他必定會在短時間內再次心臟停頓。幸運地，把滴注劑量提升至 75 mcg/min（非常高的劑量）後，患者的上血壓回復到較正常的狀態。再折騰數分鐘後，我們順利把患者送上救護車。可能大眾也以為我們會立即把患者駛往醫院，但事實是我們要先把不同醫療儀器固定在救護車廂內，並把現場的裝備放回救護車上。在場額外多花數分鐘後，終於準備就緒前往醫院。

兩名 MICA 救護員埋首治理患者時，我指示同伴接載他們前往醫院，自己則回到現場屋內確保沒有遺留任何醫療裝備或藥物。消防員已經初步執拾好現場，我便再次向患者家屬逐一解答他們的疑問。由於事出突然，這群家屬雖然心裡充滿疑問也不知道從何問起。我再次從頭簡述當晚的情況，並略為總括我們已給予的治療和患者將會在醫院接受的治療。完事後，我提出患者妻子一同隨另一部 MICA 救護車到醫院的建議，而且叮囑其他家屬要安全地駕駛前往醫院會合。數分鐘內，我和患者妻子已在前往醫院的途中。

我和患者妻子的對話並非如電視肥皂劇般只談及病況，反而夾

雜了閒話家常。內容談及到他們夫妻二人的工作、子孫數目、生活興趣等，畢竟過量的醫療資訊對患者和家屬只會增添他們的壓力。由於把不穩定患者送院需要穩定的平台（stable platform），所以載送患者的救護車大部分時間在時速限制下駛往醫院，確保救護車廂內的穩定性。最後我駕駛的另一輛救護車在他們到達醫院前，已經追趕至尾隨其後。

抵達醫院，我引領患者妻子到急症室文員的位置登記，然後回到患者身邊協助其他救護員送患者進急症室。心臟科醫生和麻醉師已經在急症室內等候我們，我們沒有在急症室內停留，反而直接前往心臟導管手術室。在前往手術室的途中，MICA 救護員開始交代患者狀況和暫時已接受的治療。到達醫院後的數分鐘內，患者已經躺在手術台上。當時我和同伴已值勤超過十二小時，早過了下班時間。我們沒有趕著整理裝備或完成患者紀錄，反而留在手術室內觀看程序，發現原來患者接近左冠狀動脈（left main coronary artery）位置的左前降支動脈（left anterior descending artery, LAD）阻塞。之前的文章也曾經提及，醫護人員可以透過心肌梗塞的位置推算受阻塞的心臟血管，當晚我也是以這方式估算。

大約一小時的手術後，醫生成功在受阻塞的血管位置植入支架，回復血管暢通。我沒有繼續跟進，並開始填寫治療紀錄。事後了解，這患者沒有任何永久後遺症並於留醫八日後出院回家。

12 導極心電圖是什麼？

心電圖檢查是以形象化方式檢查心臟電流活動，每一個導極也是從獨特的角度和方向進行檢測。一般的 12 導極心電圖監察，是由十二個不同角度檢查心臟。

各導極資料反映的位置如下：

Lead I、aVL、V5、V6：心臟側位置（lateral）

Leas II、III、aVF：心臟底部（inferior）

V1、V2：心臟間隔區域（septal）

V3、V4：心臟前方位置（anterior）

aVR：心臟右方（right）

Lead I　　　　Lead II　　　　Lead III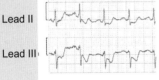

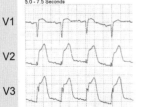

aVR　　　　aVL　　　　aVF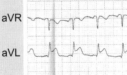

V1　　　　V2　　　　V3　　　　V4　　　　V5　　　　V6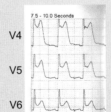

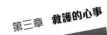

MELBOURNE
AMBULANCE
PARAMEDICS
AUSTRALIA
MELBOURNE
AMBULANCE
MEDICS

TRALIA
BOURNE
ULANCE
BULANCE
RAMEDICS
AUSTRALIA
MELBOURNE
ULANCE
AMEDICS
TRALIA
BOURNE
ANCE

第四章

疫情下的疑惑與挑戰

呼吸道問題？焦慮？
Why not both?

　　焦慮會令患者有呼吸困難的感覺，因此患者呼吸會變得愈來愈急速。呼吸愈快，窒息感反而愈強烈，但患者愈感窒息又會愈拼命呼吸，最後進入惡性循環……哮喘患者很多時會把焦慮和哮喘發作（exacerbation of asthma）混淆，因為兩者也是呼吸困難。醫護人員一般能透過表徵、病史、肺音等資訊輕易判定，但有少數個案會較難分辨。我曾遇上這樣的一個少數，報稱呼吸困難的哮喘患者。

　　當天到達現場時，我首先留意到屋外鋪設了斜台，這暗示了屋內有行動不便的住戶。我拿著多袋救護裝備走進大門，經過走廊步入患者睡房。我看到患者半坐臥（semi-recumbent position）於醫院級別的睡床上，他肩膀伴隨著每次拼命呼吸而上下起伏。無需進階檢查，已能判定他出現嚴重呼吸困難（severe respiratory distress）。由於他氣喘得只能以單字回應問題，我確認其哮喘病史後便指示他集中呼吸和不要費勁說話。我以聽診器為他檢查肺音，並要求同伴透過鼻套管（nasal cannula）開始氧氣治療[1]。畢

---

1. 面對嚴重呼吸困難的患者，我們一般會使用氧氣面罩給予患者高流量的氧氣治療。礙於 COVID-19 疫情流行，這被視為能引起氣霧化的高風險程序。因此部門指引我們先透過鼻套管開始氧氣治療，並於患者臉上戴上外科手術口罩。

竟維持氧氣供應是處理呼吸道急症引起的缺氧情況下最直接有效的方法。

　　接著，我們開始為患者做初步檢查，並轉為向其母親獲取更詳盡的病歷和病史。雖然還未完成初步檢查和問症，我們也大致可以確認治療方案。我要求同伴在屋外準備好救護輪床，並盡快把輪椅推到床邊以便帶患者到屋外進行霧化藥物治療。所謂霧化治療（nebulised therapy），即是把液體藥物透過高壓氧氣霧化，使患者能輕易透過呼吸吸入體內而引起藥效。然而，也因為其氣霧化的特性，大幅增加呼吸道傳染病散播的風險。於 COVID-19 的大流行下，維多利亞救護員只能於戶外進行相關的醫療程序。否則只能盡速送患者往醫院，讓患者在醫院內的負壓病房（negative pressure room）內接受治療。當天值勤的還有一名大學救護學生隨行實習，我指示他走到屋外預先準備合共三種藥物備用。

純粹的呼吸問題？

　　當我檢查患者呼吸速率和為他接駁血氧監測儀器的時候，其母親告訴患者曾患有腦癱（cerebral palsy），也有哮喘和聲帶功能障礙（vocal cord dysfunction）。當天早上，他曾前往醫院接受喉部窺鏡檢查，檢視其聲帶附近位置的狀況。回家後不久，他便出現突發性的呼吸緊喘。雖然用過哮喘藥物 salbutamol[2] 噴劑，但病況沒有改善並持續惡化，母親只好致電召喚救護車。哮喘是因敏感或異常免疫反應所引致的下呼吸道阻塞病況，由氣管收窄、氣管壁腫

---

2. 常被稱為 ventolin 的常見氣管擴張哮喘藥物。

脹、過量的氣管內分泌物引起。聲帶功能障礙的病理卻不同，正常
聲帶會於呼吸時打開讓空氣流過，但這類患者的聲帶卻會在呼吸時
關閉，導致上呼吸道阻塞。哮喘和聲帶功能障礙兩個病症能獨立發
生，但也能同時出現。

　　我仍未獲取全面的維生指數時，同伴已很快地把輪椅帶到
床邊。我跟同伴交代說：「懷疑哮喘引起的嚴重呼吸困難，可能
也出現吸入性肺炎的症狀。患者母親說患者今晨在醫院接受檢查
時，醫生曾把大量的液體注入其喉部協助檢查。雖然我不太確定
這是否真確，但聽診時發現他的右邊肺部有粗糙的泡音（coarse
crackles），大概是過量痰液分泌所引起。他於過往數天沒有任何
呼吸道症狀，沒有發燒咳嗽或痰液等病徵。在今晨接受檢查後的數
小時突發出現過量痰液，的確跟吸入性肺炎這診斷很脗合。除了
右肺的泡音，他的兩邊肺部也出現下呼吸道收窄所引起的喘鳴聲
（wheezing sound），因吸入性肺炎引起的急性哮喘發作也是初步
診斷之一。他的脈搏過速，每分鐘大約一百四十次；血氧略低，在
沒有使用額外氧氣的情況下維持於大約 93%；呼吸極快，每分鐘
大約八十次[3]；體溫攝氏 36 度，屬於正常。雖然他那極高的呼吸速
率於哮喘患者身上出現並不合理，但我仍打算先假設此為哮喘發作
般處理。我還未量度血壓，但無論讀數如何也不會影響哮喘的治療
方案便是。我打算先帶患者到屋外開始藥物治療以穩定病況，同時
檢查血壓。你覺得這樣的計劃好嗎？」

　　實行治療方案前先跟同伴做確認，是防止人為錯誤的絕佳方

----

3. 正常成人的呼吸速率為每分鐘十二至十六次。

法。在到場後的數分鐘內，患者已經半坐臥在救護輪床上，在戶外接受霧化藥物 salbutamol 及 ipratropium 的治療。在監察儀器量度血壓之時，我已完成「種豆」並透過靜脈注射給予類固醇藥物 dexamethasone。完成初步治療後，我除了再次確認其病歷，也循例地為他做心電圖檢查。雖然呼吸困難的時候出現心搏過速是非常正常的反應，我們仍要排除嚴重心律不整的可能性[4]。屏幕顯示患者的心率只是正常的竇性心搏過速，他當時病況總算穩定。

把哮喘藥物完全霧化需要大約五至十分鐘，我借此時機整理我的思維。患者肺部的泡音無論是否因肺炎而起，也反映其肺部出現過多分泌物。他呼吸時肺部的喘鳴聲可以是因為下呼吸道收窄而引起，但也可能是上呼吸道收窄所引起的雜聲傳導到聽診器（conduction sound）。他焦慮急速的呼吸、焦躁不止的呼吸動作、嘈雜的肺部泡音，混合起來令人難以確認喘鳴聲是由上呼吸道傳導還是下呼吸道收窄所引起。當時我給予的哮喘藥物 salbutamol 和 ipratropium 一般是針對下呼吸道阻塞的藥物，對上呼吸道問題的作用非常有限，不過也不會對此病患帶來嚴重惡果。最後權衡潛在利益和風險後，我們仍是決定先施行針對哮喘的治療方案。

患者的病況沒有惡化下去，而且開始能說出簡短的句子。雖然病況略為改善，但其每分鐘超過八十次的呼吸速率和兩邊肺部的有效灌氣仍然令我很在意。哮喘一般會引起的下呼吸道收窄和痰液栓子（mucus plugging）阻礙排氣，使空氣滯留（gas trapping）

---

4. 雖然嚴重的心律不整也能引起呼吸困難，但不會引起肺部的喘鳴聲音，所以我們要先給予哮喘治療再進行心電圖檢查。

在肺部內，令患者無法再次吸氣。這解釋了為何嚴重哮喘發作的患者會出現延長的呼氣狀態（prolonged expiratory phase）和呼吸緩慢的典型症狀。他的聲帶問題當然也可以導致呼吸困難，但上呼吸道的阻塞不會引起下呼吸道的泡音和喘聲。雖然上下呼吸道也有可能同時阻塞，但考慮到他的血氧指數並不太差，單純的氣道阻塞不足以解釋其嚴重的呼吸困難。我初步診斷的病理跟眼前患者的表徵並不完全配合，我不禁擔心自己沒有給予適當的治療，如果繼續給予更多的藥物會否導致反效果。

恍然大悟

由於藥物的霧化程序還未完成，我再次閱讀手上的患者病歷文件。仔細地閱讀他每天服用的藥物列表，恍然領悟到些什麼。我問患者：「過往嚴重哮喘發作時，曾否有醫生說焦慮情緒是其中一個使你呼吸變得更困難的原因嗎？」

患者驚奇地望向我並點頭。此發現是因為藥物列表中顯示他每天都需要服用多種抗焦慮藥物，可見他有嚴重的焦慮問題。焦慮本身也會引起呼吸困難，因而加劇了本身呼吸道阻塞所導致的窒息感覺（breathlessness）。因為我無法進行更深入的呼吸道檢查，也無法完全根治和持續數小時監察其氣道阻塞狀況以確認或排除我的診斷，把他送院跟進是最合適的決定。跟同伴交代我的想法後，霧化程序亦已結束。我和同伴把患者送上救護車並前往附近醫院，但期間沒有再給予更進取的藥物治療。由於他的呼吸速率仍過分急速，我於車程間預先通知醫院急症室戒備。

到達急症室後，我們意料之內的被安排前往搶救室，畢竟每分鐘超過八十次的呼吸速率是緊急的情況。跟急症醫生和護士詳細交代病情和曾作出的治理後，我便開始填寫病人紀錄。

　　大約半小時後，我拿著已完成的紀錄回到搶救室，得知急症醫生也不肯定病況是哮喘發作或是聲帶功能障礙所引起的氣道阻塞，正等待呼吸科的專科醫生診斷。醫生唯一肯定的是其嚴重焦慮加劇了病狀。

　　既然連知識廣博的急症醫生也未能作準確診斷，總算對自己的表現有所安慰，剛剛的表現也不太差吧？究竟是呼吸道問題還是焦慮問題？……Why not both?

處理慢阻肺病的迷思

　　記得初習救護知識時，曾聽過高流量氧氣會令慢阻肺病（chronic obstructive pulmonary disease, COPD）患者的狀況惡化。那時輔助隊的導師告訴我，這類患者的氧氣治療需要由低流量開始，高流量氧氣只會使他們更缺氧。想不到後來的某一日，我卻挑戰了這個「真理」，為一個因肺部感染出現慢阻肺病惡化（infective exacerbation of COPD）的患者直接使用高流量氧氣⋯⋯

挑戰「真理」

　　這個個案中，一個嚴重呼吸困難的長者呼吸速率每分鐘達到接近五十次，比一般成人正常的呼吸速率每分鐘十二至十六次的次數多很多。長者在我到場前已自行使用家用氧氣樽，透過鼻套管使用額外氧氣，但仍然有缺氧徵狀。到場後，我直接把其氧氣機的流量設定從每分鐘兩公升調高為四公升，然後為他換上我們的氧氣面罩以給予更高流量和濃度的氧氣。家人告訴我，長者日常生活無需長時間使用額外氧氣，只是走動久了才需要短暫使用補充身體的「額外需求」。我沒有為他檢查任何維生指數，因為面對因缺氧而明顯不適的患者，檢測數字一般對初步治療沒有太大影響，而且我們治療的是病人而不是數字，穩定患者才是當務之急，然後才微調各數字讀數吧！

替長者更換氧氣面罩後，我直接把流量設定為每分鐘八公升的流量。進行聽診檢查肺音後，便指示同伴準備霧化（nebulised）藥物。因為 COVID-19 疫情流行，很多臨床工作也有所改變。救護團隊除了在處理出現呼吸道病徵的患者時需要戴上 N95 面罩、保護袍、護目鏡外，很多處理重症患者常用的治療程序也因氣霧化風險而受限制或未能進行[1]，受影響的治療程序包括氧氣使用（如盡量使用鼻套管給予額外氧氣，並為這些患者戴上外科手術用口罩）、只能於特定環境進行霧化治療[2]、禁止使用正壓氧氣治療（continuous positive airway pressure, CPAP）、盡可能避免非必要氣道抽吸（suction）或插喉（intubation）等。

因此某程度上，救護工作能在現場施予的治療大大減少，救護工作忽然變得容易，彷彿回歸多年前的「盡速送院」心態。然而，疫情同時增加了我們在另一些方面的壓力，例如是因為花時間穿著保護衣引起的救治延誤及事後的救護車和裝備全面清潔工作。有很多人會問：「為何你們不在救護車前往現場時在車上預先穿上保護衣？」可是，這根本是不安全和不可行的。因為救護車本身是重心很高的貨車，避震和制動系統遠差於一般私家車，行駛時非常搖晃。加上很多時緊急駕駛前往現場的途中，經常會為了避開路面突發的人事而緊急煞車，因此脫下安全帶穿保護衣是極危險的行為。而且穿著保護衣的程序並非把四肢穿上後拉上拉鍊這麼簡單，因煞車搖晃導致正在穿著保護衣的救護員受傷並非天方夜譚。假如是跌倒或飛撞到車廂內部的硬物，更可導致嚴重損傷。無奈有部分市民

----

1. 有關氣霧化的風險請詳見〈COVID-19 和 CPR 〉一文。
2. 這只是因為疫情才被禁止。在澳洲疫情失控前，院前能夠隨時按需要為患者提供霧化藥物治療。

不會明白此問題，只管責備我們為何要到現場門外才穿著保護衣，「不必要」地延誤救治。

說回長者的個案，因為在密閉環境進行霧化治療是高風險的程序，因此長者需移動到戶外進行治療。同伴開始於大屋的後院位置擺放救護輪床和準備藥物，我則留於屋內繼續初步檢查和問症。話說回來，什麼是慢阻肺病？

它的全名是「慢性阻塞性肺部疾病」（chronic obstructive pulmonary disease）。患者由於肺氣腫（emphysema）、慢性支氣管炎（chronic bronchitis），或持續性哮喘（refractory asthma）而慢性引起呼吸道阻塞性病變，長期影響肺部換氣功能。簡單而言，此症會導致患者的血液內氧氣含量長期偏低，以及其血液內二氧化碳含量長期偏高。

高流量氧氣會令患者更缺氧？

為何使用高流量氧氣會對慢阻肺病患者造成傷害？首先，我們要明白人體自主神經（autonomic nervous system）掌管的呼吸作用機制。當血液中的二氧化碳含量提升，自主神經便會刺激呼吸神經以增加呼吸次數和深度，以排出更多二氧化碳。相反，如血液中的二氧化碳含量下降便會抑壓呼吸反應，以積累更多二氧化碳。因此，給予高流量氧氣有可能減低自主神經對呼吸作用的刺激。如因此抑壓了缺氧患者的呼吸反應，更可能使患者更缺氧。

一般人而言，輕微的血液二氧化碳改變對實際呼吸沒有太大影響。然而末期慢阻肺病（end stage COPD）患者的血液二氧化碳含量長期處於高水平，身體早已作出相應調節和適應。當他們血液中二氧化碳含量輕微下跌，呼吸神經的反應便會被明顯抑壓，甚至可引發呼吸停頓（respiratory arrest）！此外，過量的氧氣也會令患者肺部通氣灌注不匹配（V/Q mismatch）的情況惡化，使原本已經欠佳的肺部換氣功率更見下降。

　　有見及此，為這位呼吸困難患者做檢查和治理時我特別留神。我先檢查過他的維生指數和呼吸狀態（respiratory status）：心搏過速（128/min），呼吸淺速（48/min），血壓尚算正常（135/60 mmHg），低燒的體溫（攝氏 37.9 度）；於每分鐘四公升的氧氣治療下，血氧仍略低（85%）[3]，直至八公升流量時才改善到合理水平。他坐立前傾、使用頸部和肋間肌肉（intercostal muscle）協助呼吸、只能說非常簡短的句子、皮膚灰白、肺音微弱和帶有分散的輕微喘鳴（scattered wheezes），同時左邊肺有痰音。綜合種種跡象，我的初步診斷是左邊肺部感染引起慢阻肺病惡化，其呼吸狀態（respiratory status）大概為中等和嚴重之間。

穩定徵狀，盡快送院

　　我的治療方針很簡單，先初步穩定慢阻肺病的徵狀，然後盡快把患者送院。這是因為院前治療是無法根治肺部感染的。於

3.　治理慢阻肺病患者的血氧指標為 88% 至 92%。

澳洲維多利亞救護服務，我們有三種處理慢阻肺病的藥：沙丁胺醇（salbutamol）[4]、異丙托溴銨（ipratropium）[5]和地塞米松（dexamethasone）[6]。

　　長者在我們的協助下，慢慢地走了幾步到屋外的救護輪床。再次簡單覆檢後，發現他的血氧濃度和呼吸速率已在每分鐘八公升的氧氣流量下輕微改善。我透過霧化氧氣面罩（nebuliser mask）把一個劑量的沙丁胺醇和異丙托溴銨藥物以每分鐘六公升流量的氧氣進行霧化，把氧氣流量從每分鐘八公升降低至六公升，避免過量氧氣所帶來的副作用。反正他的血氧濃度於八公升流量時已經過高，六公升絕對足夠。實務上，就算患者因為過多氧氣而導致呼吸停頓，其實也沒什麼大不了。呼吸停止終究會使血液中的二氧化碳含量再次提升，然後又再刺激呼吸神經。當然，如果可以避免便要盡量避免！

　　長者吸入霧化藥物的同時，我也完成了「種豆」程序。透過植入靜脈內的導管，我把類固醇藥物注射到長者體內。類固醇是很強效的藥物，可抑制因為肺部感染而引起的急性呼吸道病變以減少慢阻肺病的惡化。大約半小時後，初步的治療總算完成。長者說他的呼吸順暢了很多，只是略比日常差。話雖如此，他的情況除了呼吸

- -

4. 沙丁胺醇，常被稱為「ventolin」的治療哮喘急性發作的氣管擴張藥物（bronchodilator）。它透過刺激交感神經的 beta-2 受體而引起下呼吸道內的滑性肌肉放鬆（smooth muscle relaxation），使氣管擴張。

5. 異丙托溴銨，常被稱為「atrovent」的抗氣管收縮藥物。它透過抑制副交感神經以抑制下呼吸道的收縮反應，從而間接引起氣道擴張。雖然藥效沒沙丁胺醇般快速和明顯，但卻更長效。

6. 地塞米松，類固醇藥物，擁有強效的消炎功能（anti-inflammatory）。雖然沒有直接使氣管擴張的功能，但能抑制使氣管壁腫脹的發炎反應和抑制過量氣道分泌物，以制止和逆轉因發炎反應而引起的氣道阻塞。

有所放緩外，其肺音和其他維生指數卻沒有太大改善。

由於距離合適醫院大概是半小時的車程，同伴問我是否需要以閃燈響號把長者送院並預先通知醫院早作準備。我想了數秒，便禮貌地否決這個建議。

「患者初步已經穩定下來。除了維生指數沒有惡化，他剛剛也說到呼吸狀態和日常相差不遠。雖然肺音改變不大，只怕是其本身肺部病變的結果。畢竟我們醫治的是患者而不是一堆讀數，目前患者主觀感受和膚色也明顯改善，病況宜暫時定義為穩定。我們再於送院期間進行覆檢，如果病況惡化才把個案升級使用閃燈響號吧。另外我們需要給患者換回鼻套管並把氧氣流量進一步降低至每分鐘四公升，避免給予過量氧氣。」我向同伴解說，同時整理自己的思維。

很多人以為救護車會把所有個案的傷病者都以閃燈響號盡速送院，但事實並非如此，此行為也是不正確的。很多時候，與救護車相關的交通意外往往就是發生在緊急駕駛的時候，非必要的緊急駕駛只會增加患者、救護員和其他路面使用者發生意外及受傷的風險。另外，快速行走的救護車會因為其偏高的重心而非常搖晃，除了使傷病者感到焦慮，隨行的救護員也很難有效地施行進階治療。

前往醫院期間，我把用於監察接受氣道插喉患者使用的呼氣末二氧化碳（end-tidal CO2）濃度感應器「改裝」並接駁到長者的氧氣鼻套管中。雖然我無法檢測長者血液中的二氧化碳含量，但卻可透過監測其呼氣中的二氧化碳含量來測度其體內情況。結果顯示，霧化藥物治療提供的高濃度氧氣，加上其本身過高的呼吸速率，他的呼氣末二氧化碳濃度下跌至非常低：正常本應介乎 35 至

45 mmHg 的讀數，他卻只得略低的 18 至 19 mmHg[7]。

兩難局面

這時來到一個兩難局面：在持續治療下，他的病況已經有所改善。每公鐘一公升的氧氣流量已經足以把他的血氧指數保持於大約93% 至 94%。由於血氧指數比目標範圍（88% 至 92%）高，他的二氧化碳的含量明顯低得過分，降低氧氣流量是必然的決定。但當我把流量進一步調低到每分鐘 0.5 公升，他的血氧又會跌至低於所需的 88%。基本急救中，我們一般只重視血氧指數，但二氧化碳含量在進階醫療中卻是同樣重要！

我倒抽一口涼氣，在救護車上自言自語地說：「缺氧會直接對細胞造成傷害，所以一定是優先處理。體內過低的二氧化碳含量很可能是由於呼吸過速引起，每次呼氣也排出大量二氧化碳。因此，只要透過改善缺氧問題來抑制呼吸速率，便能慢慢改善血液中的二氧化碳含量。所以，我們繼續維持每分鐘一公升的氧氣流量，待呼吸速率改善後再嘗試把流量降低，甚至停止使用額外氧氣吧。」

我喜歡把腦海中的想法說出來，除了能讓同伴知道我的想法作雙重確認外，也能整理複雜的思維。到達醫院時，患者的呼吸速率已改善，下降至每分鐘二十八次，他的呼氣末二氧化碳含量亦略為升到22 mmHg。事後回想起來，其實我之前沒有什麼需要糾結，大概是因為仍在適應 COVID-19 下的各種改變才一時迷糊吧？

----

7. 於慢阻肺病患者而言，一般也會超過 40 mmHg 以上。當出現惡化時，更可出現高達超過 70 至 80 mmHg 的數值。

COVID-19 和 CPR

　　COVID-19 的出現為全球人類的生活模式帶來史無前例的改變。2020 年間，不同界別的 KOL（key opinion leader）或公眾人物也以此為題撰文。芸芸意見中，最令人側目的是那堆偽專家的文章。曾看過一些關於在 COVID-19 疫情下進行 CPR（心肺復甦法）的網上文章，實在按捺不住要回應。

　　印象最深刻的是其中一篇譏諷香港聖約翰救護機構（Hong Kong St. John Ambulance）因應疫情制訂新 CPR 急救程序的文章，文章同時附有一封某區議員質疑該指引草菅人命的公開信。所謂因應疫情而新制訂的防感染版 CPR，簡單來說，是建議急救員要先為患者佩戴口罩後才開始 CPR。批評該指引的「專家」認為這是無謂的措施，除了浪費時間、增加出現吸入性肺炎（aspiration pneumonia）的風險外，也可能令患者因延誤而失救。For goodness sake，真是他媽的嚴重誤導！

　　記得這群「專家」也曾討論某亞洲動感之都的教育局由不懂教育的商管會計背景人士出任，批評那裡的教育因「外行人管內行人」而崩壞。我經常有個疑問，這些對新 CPR 指手劃腳的「專家」當中，有多少曾學習急救或真正施行過 CPR ？

　　無論醫生、護士、救護員或急救員，他們的工作基本指引都是一樣的——DR. ABC（或 DR. CBA）[1]，當中每個英文字母也有獨自的意思。但哪管是 ABC 還是 CAB，最重要不變的是最前的仍然是「D：danger」。請大眾要了解醫護人員是以生命影響生命，並非以生命換取生命。直白點説，醫護人員確保自身安全比任何事情也更重要，大眾不應期望醫護人員要犧牲自己的健康來延長患者的生命吧！

CPR 也會增加病毒傳播風險？

　　2020 年的疫情大流行，讓很多非醫護人員聽到「霧化過程」（aerosol generating procedure, AGP）這個詞語。這是指能產生氣霧的醫療程序，患者體內的細菌病毒可隨著這些氣霧輕易擴散至一米以外的範圍，感染附近沒有合適防護裝備的醫護人員、患者的家屬或友人等。美國疾控中心、世界衛生組織和多國的急救總會等機構也把 CPR 界定為能引起氣霧的 AGP 醫療程序。換句話説，CPR 是增加病毒傳播風險的醫療程序！

　　然而，CPR 當中的哪一個程序是 AGP？暫時全球仍未有共識。人工呼吸、灌氣、氣道抽吸和插喉基本上都是公認的高風險程序，心外壓則視乎是依據哪個機構的指引。心外壓暫時一般被界定

1.　D：danger

　　R：response

　　A：airway

　　B：breathing

　　C：circulation（compression）

為「確認風險」，或是「潛在風險」。換言之，沒有一個權威機構會把心外壓定義為如心臟電擊般的低傳染風險程序。

數據上，大部分的心臟停頓也是在室內發生（患者或親友家中，或是工作地點）。室內的空氣流通量一般較室外低，病毒透過氣霧傳播風險只會更高。既然我沒有把病毒帶上班，當然不想把它帶回家。如果救活患者後，換來的是我不幸染病而出現敗血死亡，或是把病毒帶回家中傳染家中老弱年幼，那也是不值得的。現實不是英雄故事大電影，我的家人才是我生命中最重視的瑰寶。哪管我多麼想守護傷病者的福祉，我的家人依然是我的第一優先！

可能「專家」會質疑，心外壓怎可能引起氣霧？雖然其風險不及人工呼吸、灌氣、氣道抽吸和插喉程序，但每次心外壓擠壓患者肺部時也會迫出肺內空氣。這氣壓有多大？我也不清楚。我只知道這壓力足夠把哽塞氣道的物件推出口腔，所以我們才會透過心外壓為因哽塞而昏迷的患者進行急救。情況如酒後駕駛一樣，司機血液內的酒精讀數是多少根本不重要，只要他們受酒精影響，減低了判斷和反應能力，便絕不應駕駛。「專家」要在幻想世界做英雄沒所謂，但煩請別在現實世界賣傻。

口罩引發吸入性肺炎？

差點忘記，「專家」提出的什麼口罩引發吸入性肺炎（aspiration pneumonia）又是什麼？說實在的，我挖空心思也解釋不來。首先，即使在文章中使用專業用詞（medical jargon）並不會增加內容可信性。事實上，患者接受 CPR 時的確有時會出現明顯嘔吐。CPR 中的灌氣搶救（如人工呼吸）會同時把部分空氣

灌進患者胃部，胃氣然後會把胃液和嘔吐物迫上喉嚨會厭位置，再緩緩湧進氣道。這便是吸入（aspiration）的意思，由此引起的肺炎便是吸入性肺炎。過程根本不會有嘔吐物到達口罩位置，那又怎能被口罩阻隔或引起？

就算口罩引發吸入性肺炎的假設能夠成立（現實並非如此！），並且肺炎引起的病變嚴重得使肺部無法進行維生所需的氣體交換，醫護人員仍可以為患者接駁俗稱「人工肺」的 ECMO 儀器（extracorporeal membrane oxygenation），臨時替代患者肺部進行氣體交換，使發炎的肺部有休息復原的空間。

話說回來，防感染版本的 CPR 建議只進行心外壓，不會進行灌氣，又如何引起「甦醒時的嘔吐」？甦醒時嘔吐是電視情節，現實是很難發生。可能是我沒有見識，就連溺水後救回的患者也沒有「專家」所說的嚴重嘔吐。我很懷疑這名「專家」的獨到見解和知識是哪裡得來，那經驗又是從何積累。雖然為患者戴口罩會花上一點時間而延誤治療，但只是幾秒而已！多花幾秒時間便能大幅降低感染風險，我想不到任何反對的理由。

保障自身安全是必需及理所當然

啊！還有一樣……疫情開始後，全球大部分的權威組織都強調醫護人員需要穿上完整防護衣才進行搶救。在澳洲，所有的醫院和救護部門也有同樣的指引。香港聖約翰救護機構為了旗下救護員的安全而採用同樣指引，並非無中生有、毫無根據。醫護人員保障自身安全是必需及理所當然的，這是連只完成基本急救課程的急救員也知道呢！

最後，「專家」說因延誤而失救的個案「無人知」和「無人講」。平心而論，疫情開始後心臟停頓患者的生存率的確下降了。要明白心臟停頓的患者其實已經臨床死亡（clinically dead），為了一個「已死」的患者犧牲醫護人員的健康和活生生的生命怎也說不過去。更重要的是，很多時候就算醫護人員犧牲自己，也很大可能無法救回這些心臟停頓的人。經常進行道德騎劫的偽君子令人討厭，事不關己地站在道德高地上威脅醫護人員以自損方式拯救生命，是道德綁架。他們總愛要求醫護人員要假設患者是我們的至親，要竭力拯救，犧牲性命也在所不辭。然而，同樣的道理，為何不易地而處，你們也假設一下如果進行急救的醫護人員是你們的至親，你們又會否希望他們盲目又不必要地因搶救患者而染疫？

現實不是演戲，不需要英雄。我們只需要一些懂得保護自己和他人，以及盡人事而順天命的醫護人員。未必所有人都有足夠的醫療知識及專業程度能夠在救人事務上出力，但最少請別成為當中的阻力！

本篇參考資料：

1. Masterson, S., Teljeur, C., Cullinan, J., Murphy, A. W., Deasy, C., & Vellinga, A.（2018）. Out-of-hospital cardiac arrest in the home: Can area characteristics identify at-risk communities in the Republic of Ireland?. *International journal of health geographics, 17*（1）, 6. https://doi.org/10.1186/s12942-018-0126-z

2. Kiguchi, T., Okubo, M., Nishiyama, C., Maconochie, I., Ong, M., Kern, K. B., Wyckoff, M. H., McNally, B., Christensen, E. F., Tjelmeland, I., Herlitz, J., Perkins, G. D., Booth, S., Finn, J., Shahidah, N., Shin, S. D., Bobrow, B. J., Morrison, L. J., Salo, A., Baldi, E., … Iwami, T.（2020）. Out-of-hospital cardiac arrest across the World: First report from the International Liaison Committee on Resuscitation（ILCOR）. *Resuscitation, 152*, 39—49. https://doi.org/10.1016/j.resuscitation.2020.02.044

COVID-19 下，澳洲醫護人員對口罩的使用

口罩是 2020 年炙手可熱的全球議題，應否戴口罩、何時戴口罩、哪裡購買口罩等，也曾經是網民熱搜。COVID-19 爆發初期，很多西方國家領導也指健康的民眾使用口罩對阻礙疾病傳播的作用不大。可是 2003 年曾經經歷 SARS 的香港和某大國民眾卻不認同，並趁機在全球搜羅口罩。除了口罩，如廁紙般的生活日用品也被恐慌性搶購一空。然後到了全球疫情失控之時，一堆國家領導以「今天的我打倒昨天的我」的方式說出相反語調，並改口建議民眾外出時要佩戴口罩。及後各樣物品的搶購潮延展到全世界各處，各國商人甚至要使用「限購令」來穩定貨品供應。以上這段文字，粗略地概括了 2020 年疫情下的社會情況。

2003 年的時候，我也曾在香港經歷過 SARS，以自願部隊成員的身份在隔離營和機場當值過。我見證了社會面對未知疫症的恐慌，從新聞片中得知專家和醫生仍在研究如何治療 SARS，同時又得知一位又一位的醫護人員在治理患者間受感染而死亡，再聽說幸而康復的患者會因治療留下骨枯和不同程度的肺功能永久受損等嚴重後遺症的訊息，我和當時其他香港市民一樣感到徬徨和無助。不知道口罩是否真的能保護自己免受感染，但這最少是唯一可以用作保護自己的工具，所以便繼續戴著。那一刻，我忽然明白為何絕症患者和家人會輕易地被陌生騙徒以荒誕無稽的特效藥騙局騙

取畢生積蓄。在絕望的環境中，人們只是追求一個希望，哪管它是荒誕、無稽、不可能的。現在回看當時的心情，我也明白為何COVID-19初期某些人會在家中囤積過量的口罩和日用品。今日，接受多年的醫療教育後，我對口罩的觀點改變了。現在對於口罩使用與否的問題上，我甚至覺得自己的觀點有點「反社會」。

佩戴口罩的作用

澳洲是個幸福的「小島」，偏僻的它因四面環海而與外界隔絕。只要禁止飛機和船隻停泊，便能有效隔絕任何傳染病的侵擾。這解釋了為何澳洲多年來都沒有受太嚴重的流行病影響，SARS、MERS、禽流感和豬流感等對澳洲來說也是遙遠的事情。這直接影響當地市民和醫護人員對防疫的觀點和態度，也包括我本身的思維方式。口罩在傳染病防控上有重要角色，這是不容置疑的。然而佩戴口罩又是否真的能夠保障佩戴者免受感染，還是會令佩戴者有錯誤的安全感（false sense of security）而增加感染風險？

COVID-19爆發前，我絕少見到澳洲的醫護人員佩戴任何類別的口罩。唯有處理不斷咳嗽的呼吸道病人時，我們普遍才會為患者戴上口罩以阻隔他的飛沫散播。已習慣佩戴口罩的香港讀者可能會問：「為何不是醫護人員佩戴口罩而是患者？」

這的確是一個好問題！如果我們只有一個口罩，使用在患者身上才是最有效的傳染病防控手段。記得曾於網上看過一個有些噁心但十分精準的比喻：口罩就如褲子，戴上口罩的咳嗽患者就好比一個穿著褲子排尿的人。雖然仍有可能污染附近周遭，但尿液卻很難濺射到他人身體皮膚上。相反，醫護人員戴上口罩就像穿著褲子一

樣。如果面前的人下身赤裸地排尿（即沒戴口罩地咳嗽），尿液仍會很大可能地沾染到那些穿著褲子的醫護人員皮膚上。這剛好解釋了為何澳洲的醫護人員傾向為患者戴上口罩的習慣，也解釋了為何 COVID-19 初期西方國家領導人說「健康民眾佩戴口罩對阻止疾病傳播的作用不大」。然而，上述觀點包含了兩個盲點：

一、如果醫療體系內的口罩供應足夠患者和醫護人員各自佩戴，就沒必要「二選一」！雙方也佩戴，便能把感染風險降得更低。

二、面對疫症流行，社區中存在一群沒有病徵但已能感染他人的隱形患者。我們根本無法肯定誰是真的「健康民眾」，因此無差別地佩戴口罩，包含醫護人員在內的高風險群組類別（並非只是出現病徵或確認染病）大概是最有效和安全的辦法。

如本文初段所說，澳洲在傳染病監控上有地理上的優勢。由於近年沒有受任何大型傳染病的影響，醫護人員對傳染病的警覺性並不足夠。記得 COVID-19 流行的初期，身邊的護士朋友們被醫院管理層以製造恐慌情緒的理由禁止使用口罩。當他們反映對傳染病的擔憂時，更被質疑他們當時的高度焦慮是否仍然適合繼續上班。幸運地，我任職的救護服務對前線員工有更好的支援文化（supportive culture）。雖然當時部門仍未有對何時佩戴口罩有清晰指引，但有足夠口罩存貨供應使用，而且強調前線人員應該因應情況作出最合適的決定，保障安全。及後，疫情於全球各處爆發，雖然澳洲未被影響，政府的衛生部門仍制訂指引，指示前線的醫護人員需因應工作環境的風險而佩戴合適類別的口罩（外科手術口罩或 N95 呼吸器口罩）。

正確佩戴口罩才是重點

開始使用口罩只是基本，恰當使用才是重點。接下來要說的，是我那「反社會」觀念的思維：廣為大眾使用的外科手術口罩能透過阻隔飛沫而有效減低傳染病的散播，但卻未必能保障佩戴者免受感染。

外科口罩與布口罩的抗疫功效差不多？

根據國際知名醫療用品製造商 3M 的文件，外科手術口罩的主要功能是透過物理阻隔來減低佩戴者本身的飛沫傳播。其實外科手術口罩所使用的過濾物料有一定空隙，體積極小的病毒粒子仍能輕易通過過濾物料被佩戴者吸入。情況就如使用網球拍來阻擋氣槍子彈一樣，雖然球拍網的物料能夠抵禦子彈的衝力，但細小的子彈卻很可能透過球拍網的空隙穿過球拍。上述觀點也是西方國家領導在疫情初期反對一般民眾使用口罩的論點，也解釋了為何美國疾控中心認為社會大眾只需使用普通布口罩便能足夠抗疫的原因（布口罩跟外科手術口罩一樣能夠有效阻隔飛沫傳播，而且更環保和沒有短缺情況）。我要再一次強調，外科手術口罩的主要功能是防止染病者透過說話、咳嗽、打噴嚏時的飛沫把病毒散播到周遭環境，避免健康的人因吸入帶病毒的飛沫而受感染。因此，民眾在疫症橫行下佩戴口罩仍是非常重要！

要有效防止吸入病毒，便要使用合適的 N95 類別（或同等級別）的呼吸器口罩。由於物料的使用和設計不同，N95 類別的呼吸器口罩能有效阻隔極細小的病毒粒子。同樣根據 3M 的網站文件，此類口罩的主要功能才是減少佩戴者吸入空氣中的極微小粒子。然

而，要達至其標榜功效，必須因應不同面形使用形狀和大小都合適的口罩。Fit test 是以儀器檢查或透過呼吸測試確認口罩密封程度的測試[1]，是正確使用口罩的首要步驟。如口罩未能密封面部，空氣中的病毒粒子便會依物理特性透過阻力較低的空隙在佩戴者吸氣時進入口罩內並被吸入或致病。換句話說，佩戴不合適的 N95 呼吸器口罩跟使用外科手術口罩沒有大分別。

Fit test 與 fit check

曾經歷 SARS 的香港醫護人員當然對 fit test 並不陌生，但澳洲的醫護人員在疫症初期普遍視它如外星文字一般不解。很多澳洲的醫護人員也誤以為戴上 N95 級別的呼吸器口罩等同有足夠保護，便能絕對阻隔病毒。只要醫護人員在值勤時使用了 N95 類別的呼吸器口罩，就算染病也不會被當作工作期間受感染（workplace acquired infection）。直至維多利亞州的疫情失控，數據顯示醫護人員在「社區感染」（community acquired infection）的比率跟一般大眾相比異常高時，才開始引起醫護人員和衛生部門的關注。衛生部門在媒體渲染後才指引前線醫護人員需要接受 fit test，醫護人員也於此時才開始認識它。除非面型輪廓明顯改變，fit test 是一次過的測試，為佩戴者選取最合適的 N95 類別呼吸器口罩。在每次佩戴口罩前，佩戴者仍是要先進行一次 fit check，一個以確認佩戴者已正確地戴上合適口罩的測試。無奈地，現時澳洲仍有一定的醫護人員混淆 fit test 和 fit check。

---

1. 它的測試方式可分為 qualitative 和 quantitative 兩種。

我認為澳洲的疾控工作有很大的改善空間，很多前線的醫護人員仍有錯誤的觀念。執筆此文前數天，我便因工作同伴的言論而感到無言。那晚，我跟同伴前往處理一名報稱全身抽搐的腦癇患者。眼見同伴只戴上外科手術口罩，我便問：「腦癇患者抽搐發作後通常會短暫昏迷，未必能透過問症排除 COVID-19 的疑似症狀。我們應否戴上 N95 呼吸器口罩，甚至穿上保護袍進入現場？」

　　「先把 N95 呼吸器口罩和保護袍放於口袋裡，到發現需要使用時才立刻穿上吧。我們有十五分鐘時間，只要在限時前穿著足夠的防護衣物便安全。」同伴回答。

　　於我而言，十五分鐘是一個誤導的數字。它的出處源於包含美國疾控中心在內的多個衛生組織和醫療團體，它們定義「密切接觸」（close contact）為沒有穿著合適防護衣物的情況下進行十五分鐘或以上，跟他人兩米距離範圍內的接觸。很多人因而誤會只要相處少於十五分鐘，便不會有感染風險。其實時間在疾病傳播上只是其中一個參考因素，環境中的致病原濃度才是一個重要考慮。讓我試舉兩個例子：

　　一、患者只是出現輕微感染，身體的病毒含量頗低，飛沫中內的病毒含量低得未能被偵測。醫護人員就算沒有戴上防護衣物並跟他相處數十分鐘，也很難接觸到病毒粒子並吸入體內而受感染。

　　二、患者出現嚴重感染，是一名超級帶菌者。就算只是噴出一滴飛沫，當中的病毒含量已接近先前患者體內的病毒含量總數。這名患者連呼吸也為周遭環境造成大量病毒粒子，如果沒有穿著防護衣物，只要在其身邊十數秒便可能接觸到病毒並受感染。

我當天跟同伴表示會戴上 N95 呼吸器口罩才進入現場，然後自嘲膽小。把人事不省的患者當作疑似 COVID-19 個案般處理，其實是理所當然的事。怎麼我不能理直氣壯地說，怎麼我會覺得自己像是一個問題製造者（trouble maker）？

在戴口罩的人群中不戴口罩，很異相；在不戴口罩的人群中戴口罩，同樣異相。願本文公開的一天，澳洲的醫護人員對疾控和口罩使用的觀念已有明顯改善。

本篇參考資料：

1. 3M.（2020）. Surgical N95 vs. Standard N95 — Which to Consider? *Technical Bulletin*, *3*, 2. https://multimedia.3m.com/mws/media/1794572O/surgical-n95-vs-standard-n95-which-to-consider.pdf

救護 ✚ 小百科

Fit test 和 fit check 是什麼？

Fit Test 可分為 qualitative 和 quantitative 兩種。

前者是使用者戴上口罩後，於其旁邊使用特定的香味噴劑。如使用者能嗅到該香味，便代表口罩未能貼緊密封面部。

後者則是運用儀器量度使用者呼吸時口罩內的氣壓轉變，評估口罩是否合適。如果是密封的話，那麼佩戴者每次呼吸都會令氣壓有所轉變；相反如果沒有密封，佩戴者呼吸時，空氣就會從口罩四周的空隙流入，那麼口罩裡面的氣壓轉變也不會太大。至於實際的氣壓壓力讀數是多少才為之合格，這是涉及另一個專業範疇，需要專門研讀有關課程，在此就不詳說了。

Fit check 則是使用者每次戴上合適口罩後，自行檢查呼吸時口罩的四邊有沒有漏氣的情況。

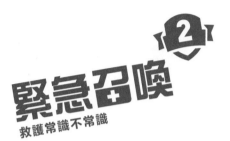

救護常識不常識

作者	救護車上的柯南・道爾
總編輯	葉海旋
編輯	黃秋婷
書籍設計	Tsuiyip@TakeEverythingEasy Design Studio
封面相片	Shutterstock
內文相片	123RF（p.131）

出版	花千樹出版有限公司
地址	九龍深水埗元州街 290-296 號 1104 室
電郵	info@arcadiapress.com.hk
網址	www.arcadiapress.com.hk

印刷	美雅印刷製本有限公司
初版	2021 年 7 月
第二版	2022 年 7 月
ISBN	978-988-8484-89-8

本書內容僅作學術討論及知識交流。本書提及的治療方法未必適合每一位讀者，書中個案的處理手法亦未必適用於香港情況。如有任何疑問，請向註冊醫生及專業救護人士徵詢專業意見。

版權所有　翻印必究